《抗癌鬥士故事系列18》

找到風雨中的寧靜

每一道傷痕，都是生命贈予的勳章，
如同一顆種子，在黑暗中孕育希望。
癌症的風雨，澆灌了生命的韌性，讓我們攜手——
在風雨中找到寧靜，在逆境中尋得希望，活出最美好的自己。

財團法人
台灣癌症基金會 編著

與癌共處，
傾聽自己，
拾回心中的光

救心指南 抗癌路上，每個人的身心都需要被好好照

認識諮商 協助自己找到方向及心的安定

諮商之後 自我照顧，成為一棵愛自己的樹

暖心推薦

衛生福利部部長 **邱泰源**

中央研究院院士、台灣癌症基金會副董事長 **彭汪嘉康**

財團法人亞太心理腫瘤學交流基金會董事長 **方俊凱**

在風雨中，我們學會了堅韌與勇敢；
在病痛中，我們找到了生命的真諦。

那些因病受過的傷，
正一點一滴地雕刻著更美好的自己，
讓我們一起，
在風雨中找到寧靜，迎接嶄新的明天。

「抗癌鬥士」獎座意涵

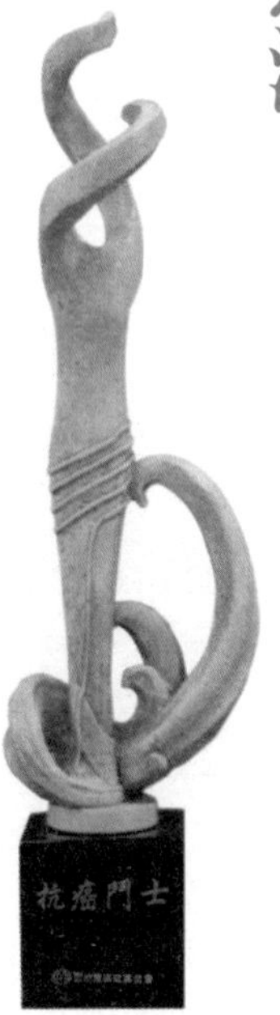

台灣癌症基金會為表達對抗癌鬥士與癌奮戰精神的最高敬意，特請藝術家設計出極富意義且兼具藝術意涵的獎座。

一、主體造型

為聳立於波濤洶湧海浪之中挺拔人像，象徵著癌友堅韌生命力，即使在驚濤駭浪中，仍不畏艱難，昂然挺立，不被擊倒。軀幹纏繞的繩索，寓意著曾被疾病綑綁的身軀，或許曾被病魔所困，卻能與癌和平共處，進而化為點綴生命的註記。主體造型頂部為舞動的雙臂，壯碩而有力，猶如與病魔的搏鬥操之在己，奮力掙脫出癌病的綑綁，舞出最美麗與自信的人生，再度成為自己生命的主人。

二、材質意涵

堅若磐石的材質，象徵堅毅與永恆，猶如抗癌鬥士堅忍不拔與永不放棄的精神。米白素色，象徵重新的生命，任由每位抗癌鬥士自由揮灑，做自己生命的彩繪家。

目次

「抗癌鬥士」獎座意涵 3
總序 財團法人台灣癌症基金會董事長 王金平 8
各界溫暖的祝福 10

鬥士篇
風雨過後，彩虹更美，十位抗癌鬥士的生命故事

Φ 急性骨髓性白血病
與死神擦肩，迎接生命的奇蹟 林禹宏 14

Φ 急性淋巴性Ｂ細胞白血病
從絕望中站起，與癌共舞的青春 吳嘉源 20

Φ 乳癌
面對脆弱，在病痛中找尋生命的亮光 許雅婷 26

Φ 扁桃腺癌
從黑暗走向光明，成為生命的見證者 簡顯德 32

Φ 胰臟癌
迎向「癌王」暴風，揚起希望之帆　石心梅　38
Φ 肺腺癌
與癌和平共處，活出自己的美好　柯協助　44
Φ 肺腺癌
從失聲到傳聲，重塑生命的意義　劉德龍　50
Φ 乳癌、淋巴癌
與癌同行，活出精采每一天　徐梅清　56
Φ 大腸癌
找到生命韌性，永不放棄的不倒騎士　吳興傳　62
Φ 卵巢癌
被命運按下暫停鍵的疾轉人生　盧崇璞　68

目次

專家篇
與心對話，拾回心中的光

Part 1 抗癌路上，每個人的身與心都需要好好被照顧 76
01 觀念篇
治療復原，是身也是心的功課 78
02 被照顧者篇
與他人談癌，適時求助不孤單 84
03 照顧者篇
抗癌路上，照顧者的情緒也要好好照顧 94

Part 2 認識心理諮商，黑暗中溫暖的陪伴者 104
01 觀念篇
不想再假裝「我很好」！何時該尋求心理師協助？ 106

02 迷思篇
瞭解心理諮商，與心理師暢談，幫助自己找到心的方向 116

03 提醒篇
自我關愛，是一輩子的功課 126

Part 3 自我照顧，當自己最溫柔的園丁 130

01 自我瞭解
自我覺察，16型人格如何面對罹癌？ 132

02 放鬆減壓
生命裡的自我照顧，成為一棵愛自己的樹 146

總序

在風雨中找到寧靜，在逆境中尋得希望

「十大抗癌鬥士」的徵選是台灣癌症基金會充滿力量和希望的年度盛事。十八年過去了，無數的抗癌鬥士展示了他們不屈不撓的精神和對生命的無限熱愛。癌症就像一場突如其來的暴風雨，不僅是身體的戰鬥，更是心靈的試煉。在接受診斷的那一刻，恐懼、焦慮和無助感湧上心頭。

今年獲選的鬥士，有照顧病人的醫護人員自己卻也成為病人，也有罹癌後又面臨其他重症的打擊，有的因罹癌而每一天都費力呼吸；有的自力爭取就醫權；有的身患多種癌症仍正向生活，不被後遺症與行動的不便侷限。許多病友在抗癌旅程中，面對的不僅是身體上的痛苦，還有心理上的沉重壓力。金平看著他們在生命的逆境和絕境中奮力前行，並學會轉念，以勇敢、樂觀的態度對待人生，幫助他們走過風雨，迎接光明的未來，心中充滿無限佩服。

抗癌這條路上，每個人的身體和心靈都需要被悉心呵護。身體上的痛苦和不適是無法避免的，但可以通過積極的治療、自我保健、定期篩檢、健康飲食和適度運動來保持身體健康。然而，因罹癌所帶來的恐懼、焦慮和無助感，這些無形的負擔，往往會削弱他們的意志，使他們感到孤立無援。這時，尋求專業的心理諮商協助變得尤為重要。

今年，抗癌鬥士專書特別以癌友及照顧者的心理照護為主軸，就像書中提到：心理諮商就像黑暗中的溫暖陪伴者，可幫助癌友調整心態，增強治療的積極性。透過與心理師的對話，更可以讓癌友或照顧者釋放壓力，找到內心的力量，並學會如何面對和處理負面情緒。最後提到學著當自己最溫柔的園丁，希望給予癌友們，在面對疾病時擁有更強的韌性，並為自己帶來內心的平靜與力量。

恭喜本屆當選的十位抗癌鬥士，他們衝過身心靈的試煉，邁向更光明璀璨的未來，金平希望讀者在翻閱這本書的每一頁時，感受到抗癌鬥士們蘊含對生命的熱愛和永不放棄的精神，以及感受到家人和朋友的陪伴，所能夠給予癌友們支持和安慰。

就像詩人蘇軾在著名的《定風波》中所寫：「莫聽穿林打葉聲，何妨吟嘯起徐行。竹仗芒鞋輕勝馬，誰怕？一蓑煙雨任平生。」這就像是抗癌鬥士一路走來的心境，在面對種種的坎坷挫折，照樣拄著手杖勇敢前行，如今再回頭看，好似雲淡風輕，但這都是人生經歷過大風大浪來到另一階段，才能真正體會。金平長年體會到許多正在與癌奮戰的朋友們的艱辛，然而儘管風雨無情，但並非孤軍奮戰，身邊的親友和醫療團隊都是最堅實的後盾。

財團法人台灣癌症基金會董事長　王金平

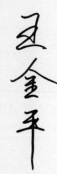

各界溫暖的祝福

邱泰源——衛生福利部部長

癌友不向逆境屈服，展現堅韌的生命力，值得學習！

彭汪嘉康——中央研究院院士、台灣癌症基金會副董事長

抗癌之路，我們會一起陪伴，一起加油。

張文震——台灣癌症基金會執行長、林口長庚醫院免疫腫瘤學卓越中心主任

感佩抗癌鬥士們以身作則，帶領人們抗癌成功。無論前方風雨多麼猛烈，記得你並不孤單，身邊有無數親友和醫療團隊在支持你。

簡文仁——國策顧問暨健康台灣推動委員會委員

透過癌友們親身的體驗，顯示了運動的好處。可以舒壓、可以助眠、可以提升血液循環，更可以提升體能，改善行動及生活功能。鼓勵大家多多運動，啟動癌後的健康生活。

王新芳——羅東博愛醫院腫瘤中心顧問

癌病，是打開我們人生另一扇門的原動力。

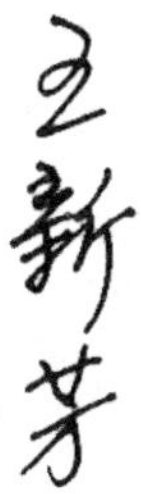

溫信學——中華民國醫務社會工作協會理事長

你們克服癌症惡疾傷害，展現堅韌勇氣與動人智慧，讓生命蛻變為嶄新篇章，啟迪大眾對健康的正確觀念，成為令人敬佩的生命鬥士。

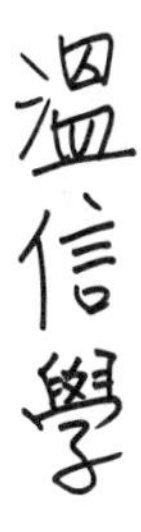

蔡惠芳——三軍總醫院社工師／諮商心理師、台灣心理腫瘤醫學學會理事

您們用自己經驗病苦的歷程，詮釋了對生命的熱情、希望與挑戰。這份勇敢，我們相信，在苦難中仍然可以走出一片光彩！

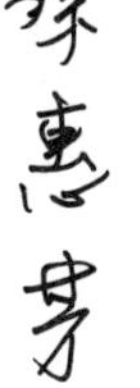

方淑玲——臺北市立萬芳醫院癌症中心副主任

罹癌時的你可能產生了人生是否就這樣，從彩色變成黑白，無數的為什麼？但你們鼓起了勇氣，堅強的去面對，從你或妳的抗癌故事中，讓人獲得滿滿正向能量！

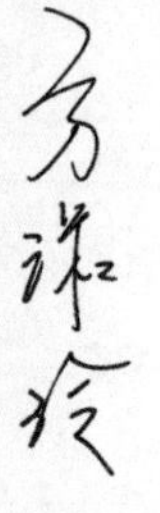

楊月娥——知名節目主持人

健康警鐘響，靜心面對看，都是利己利人的生命成長，好好活著。

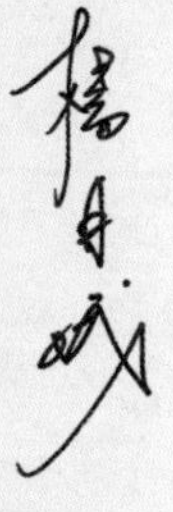

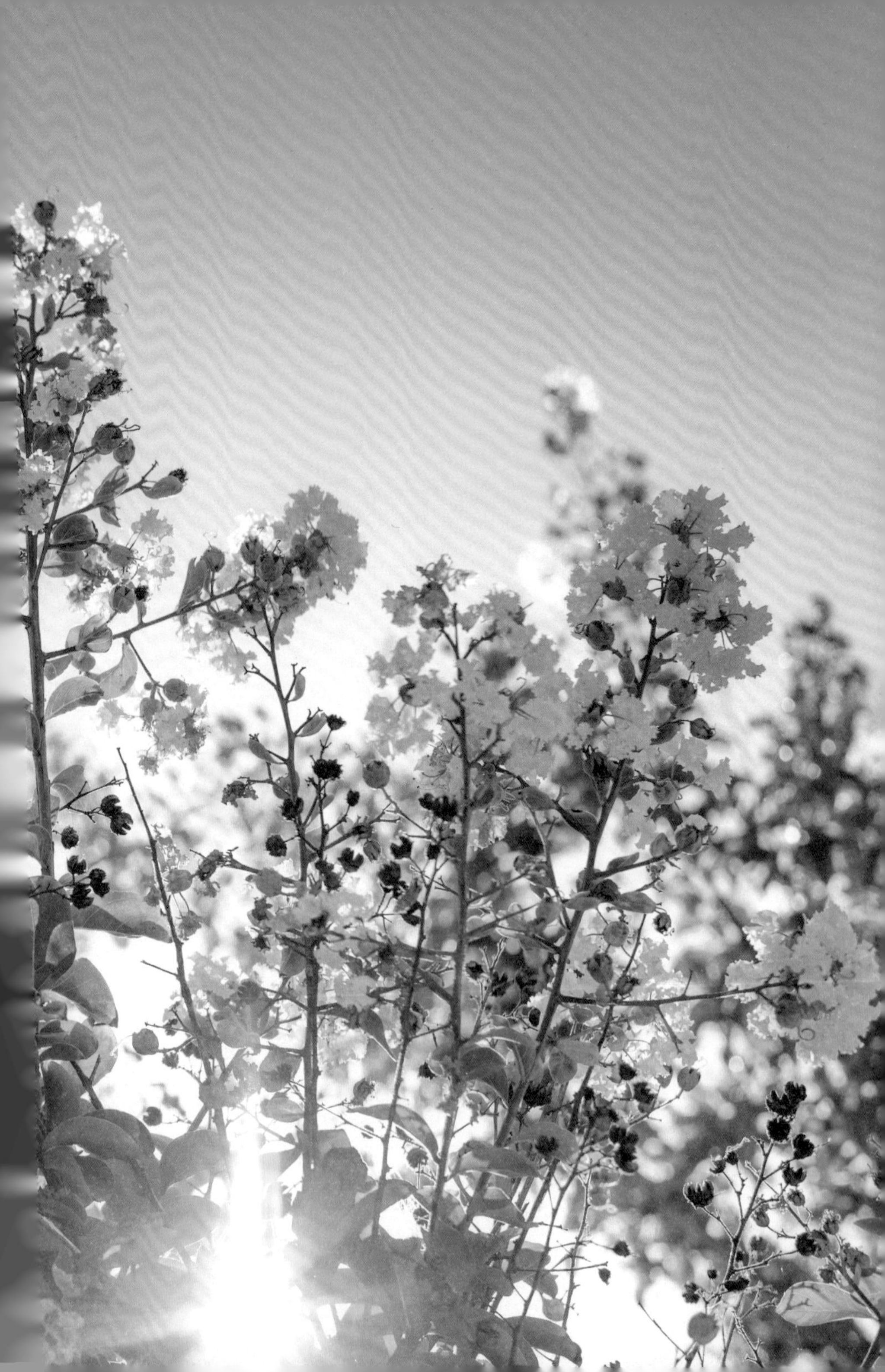

〔鬥士篇〕

風雨過後，彩虹更美，
十位抗癌鬥士的生命故事

在抗癌的過程中，學會了在風雨中尋找內心的平靜；這份寧靜，是戰勝病魔的最強後盾。相信自己，活出精采的癌後人生。

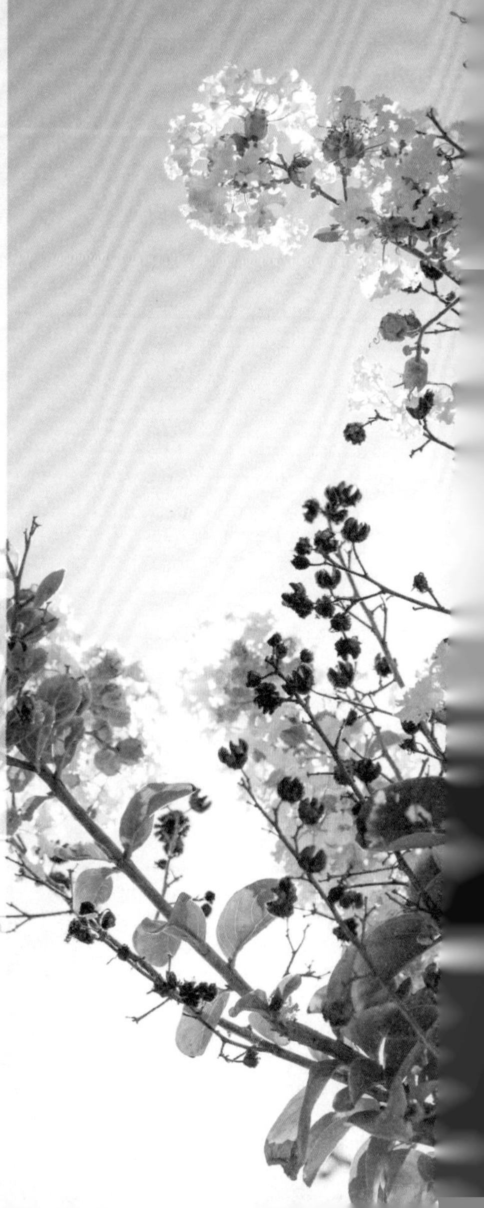

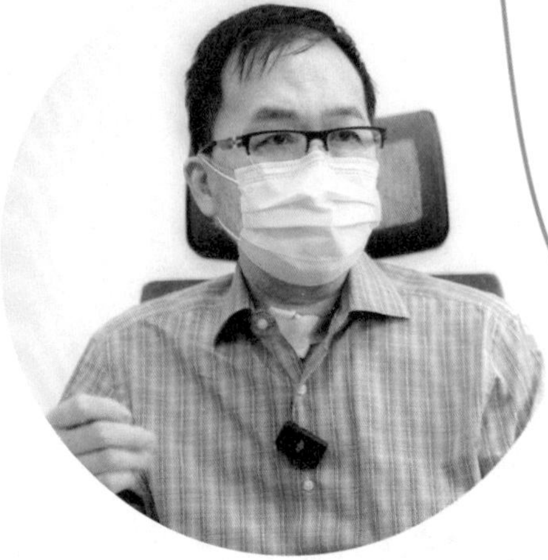

活著，就有希望。

急性骨髓性白血病

診斷時間：2018年7月

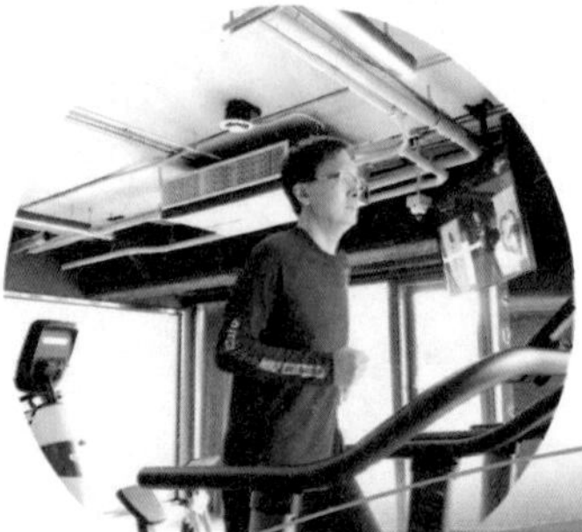

01

與死神擦肩，迎接生命的奇蹟

——林禹宏

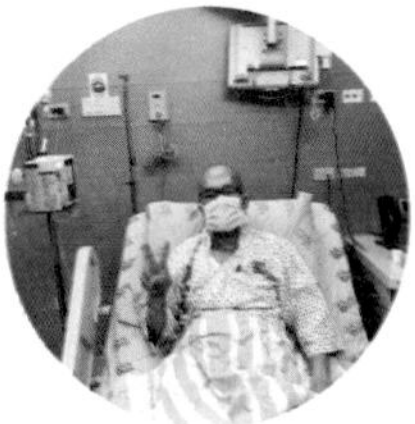

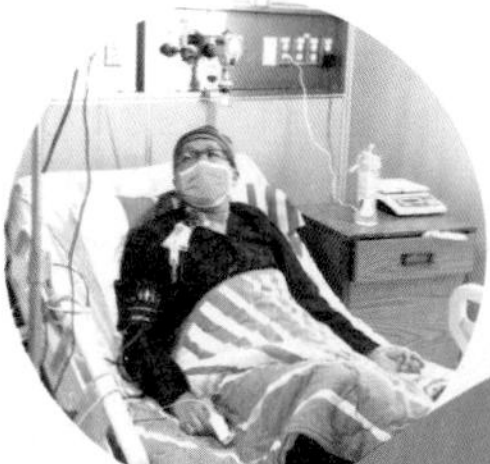

作為一名婦產科醫師，五十二歲正處於事業的高峰期。每天在手術室與病房之間穿梭，照顧著無數母親和新生兒，這些年來，我早已習慣這種高壓的生活。然而，一次的抽血結果改變了我的人生。

從手術室到病床，白血病成爲我的「休止符」

當醫師告訴我得到急性骨髓性白血病，白血球數高達十四萬兩千時，我的世界瞬間陷入沉寂。那一刻，腦海中只剩下兩個念頭：「家人怎麼辦？病人怎麼辦？」作為一名醫師，從未想過自己會成為癌症病人，更不敢想像可能面臨的命運。

我一向嚴謹自律，不抽菸、不喝酒，生活作息再規律不過。對於白血病，我只在書本上讀過，從未想過會發生在我身上。白血病的成因可能是輻射、基因突變或化學物質暴露，但這些都與我無關。唯一的可能，就是工作壓力太大。

多年來，每天凌晨五點半起床，經常工作到深夜，甚至半夜出診。生活被臨床工作、教學、研究填滿，無暇休息，以為這樣的奮鬥是追求卓越，但白血病像是突如其來的「休止符」，迫使我重新審視自己的生活。

住進台大醫院後，接受罹癌的現實，「活下去」變成唯一目標。我選擇勇敢面對，祈求上天給我更多時間陪伴家人，給我力量戰勝病魔。

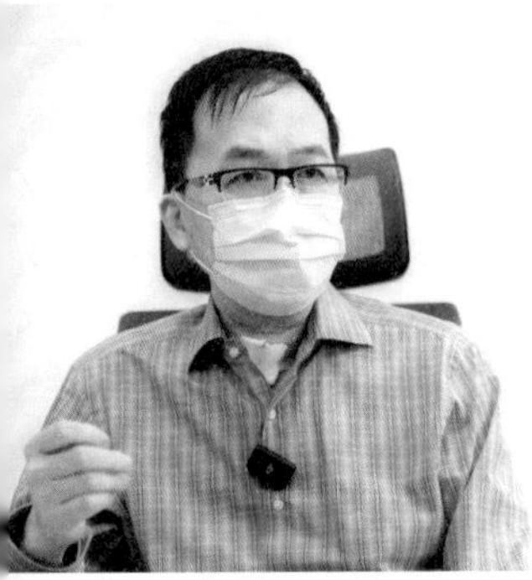

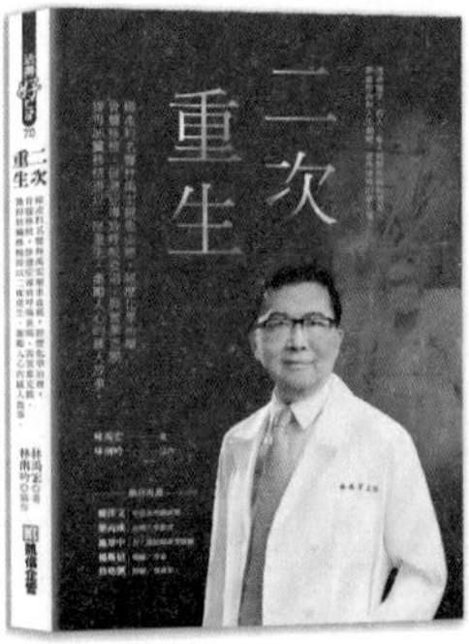

1 2

1、《二次重生》出版後到器捐中心分享生命故事。
2、將生病歷程寫成《二次重生》一書。

與癌搏鬥，家人成爲堅強後盾

第一次化療效果顯著，幾乎清除所有癌細胞。然而，這也是危險的開始，白血球降到只有四十顆，免疫力幾乎為零，每次化療後都會引起敗血症，將我推向生死邊緣，有一次甚至引起敗血性休克，被送進加護病房。

在這場生死搏鬥中，家人的存在成了我最堅強的後盾。

太太始終在我身邊，無怨無悔地照顧我，讓我每次在病魔面前，都能找到堅持的理由。化療的順利讓我們全家都沉浸在短暫的欣喜中，不過這場戰爭尚未結束，第四次化療後，白血球下降，癌細胞復發。骨髓穿刺檢測顯示體內仍有殘留癌細胞，醫師建議骨髓移植。

由於弟弟不願意捐贈，慈濟骨髓幹細胞中心也沒有全合的捐贈者，最終，兒子成為了半合移植的捐贈者。只是半合移植和全合移植相比，成功率比較低，併發症卻比較高，但在無可奈何下，我只能相信奇蹟。

幸好骨髓移植很成功，二十二天的住院過程中，除了口乾外，沒有出現其他嚴重的反排斥反應。放不下病人的我，四個月後重披醫師袍返回診間。然而，一年後，癌細胞再度出現。

肺臟移植，重獲新生

醫師為我輸入之前兒子冷凍保存的淋巴球，希望誘發反排斥以殺死癌細胞。第一次沒效果，第二次癌細胞就驗不到了，但是引發了嚴重的反排斥反應：腹瀉、肝功能異常、噁心、味覺異常，體重在兩個月內掉了十三公斤，接著手腳開始脫皮、指甲脫落、全身出現黑斑。

四個月後好不容易恢復了，緊接著二〇二〇年的一次肺囊蟲肺炎，讓病情再次惡化。

肺囊蟲肺炎恢復後，呼吸卻逐漸困難，醫師認為是肺部的反排斥反應，會導致支氣管狹窄和肺臟纖維化。我再度陷入痛苦的深淵，二十四小時依賴氧氣機，每天的活動範圍只限於氧氣機八公尺內，任何動作都會喘，連吃飯、說話都變得費力至極。這種生活簡直生不如死，比化療還痛苦好幾倍，我甚至想要自我了斷。

閉鎖性支氣管炎沒有藥物可以治療或控制，還會逐漸惡化。有一天，血液裡的二氧化碳濃度高達正常值的三倍，血液甚至變成酸性。

醫學知識告訴我：我已經活不久了！我向家人告別，甚至交代後事。家人卻不願意放棄，尤其是我的太太，她哭喊著：「我願意照顧你一輩子，不要放棄！」是啊！怎麼能放棄？我不僅是為自己而戰，還為了太太、兒子和家人們，我不能讓他們失望。

在醫師的建議下，決定接受肺臟移植，這是我最後的希望。然而在等待移植的過程中，我的肺功能越來越差，八個月後因為呼吸衰竭被送進加護病房，後來甚至依賴葉克膜維生。終於，奇蹟降臨，

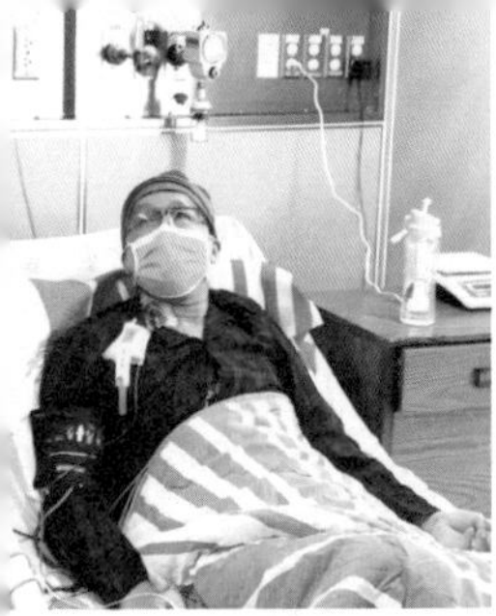

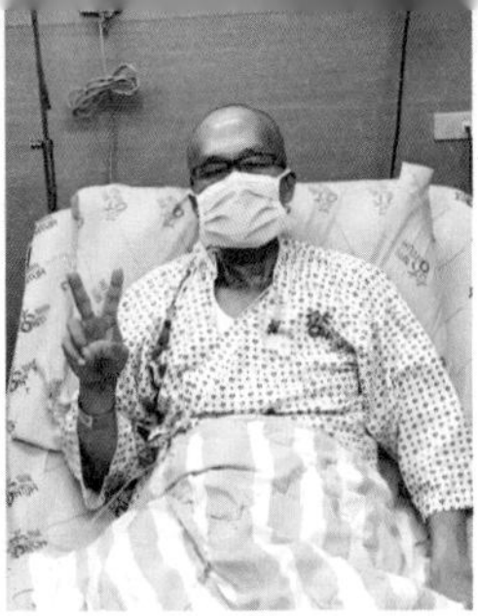

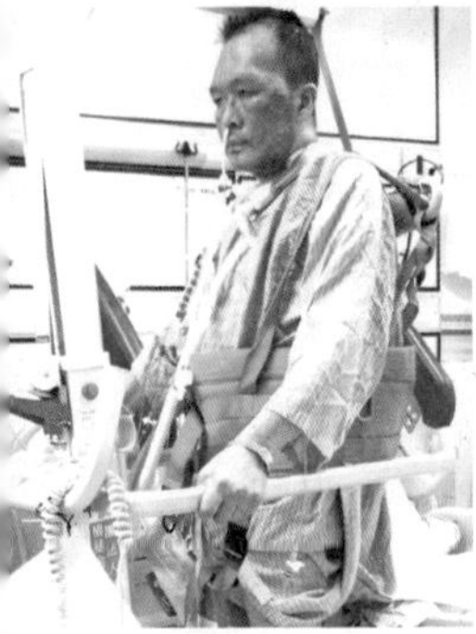

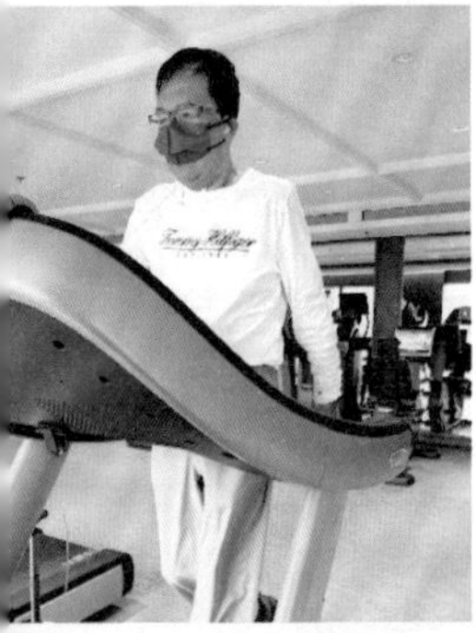

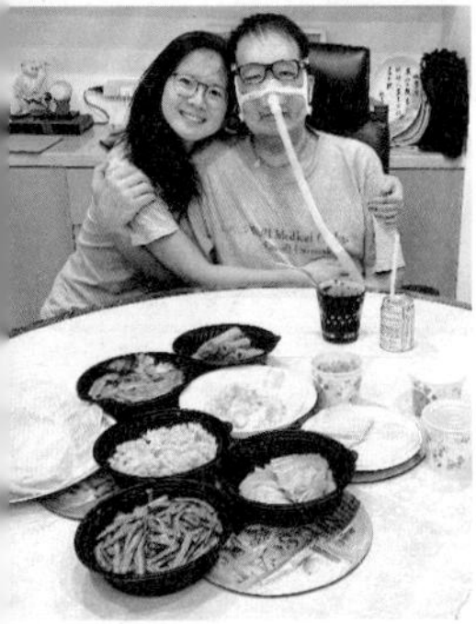

1 2
3
4
5

1、骨髓移植時，輸入兒子的幹細胞。
2、化學治療中，向家人比出勝利的手勢，表示會戰勝白血病。
3、肺臟移植後，用電動移位機訓練站立。
4、肺臟移植後，戴著氧氣上健身房。
5、等待肺臟移植期間，在家裡使用雙相正壓呼吸器（BiPAP）。

最後等到了肺臟移植的機會，讓我二度重生。

二次重生，展開截然不同的人生

重生後，生活徹底改變，我選擇提早退休，將更多時間留給家人，享受簡單而平靜的生活。過去六年，我經歷了與死神搏鬥的過程，肺臟移植也過了兩年，現在我依賴兒子的幹細胞製成的血液，並感恩器官捐贈者的肺臟讓我呼吸。

這段經歷讓我體悟到生命的脆弱與珍貴，也讓我決心幫助更多人。我將這段經歷匯聚成《二次重生》一書，稿費全部捐給「器官捐贈移植登錄中心」，希望告訴所有正在與癌症搏鬥的人：「活著，就有希望。」

在這場生命的戰役中，只要不放棄，不論多麼艱難，總會有轉機。我用自己二次重生的經歷，鼓勵所有正在經歷痛苦的人，讓他們在痛苦中能找到前行的勇氣。

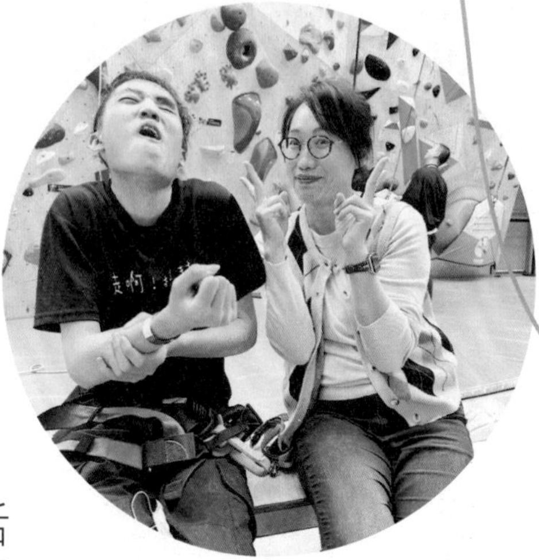

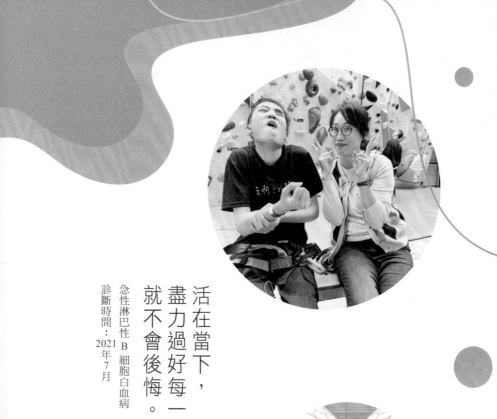

活在當下，
盡力過好每一刻，
就不會後悔。

急性淋巴性 B 細胞白血病
診斷時間：2021年7月

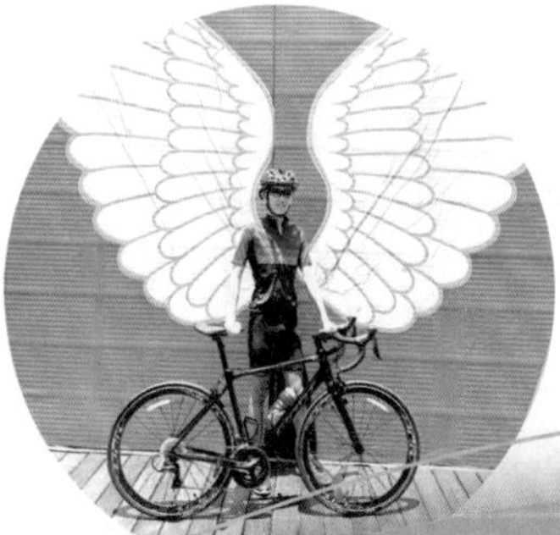

02

從絕望中站起，與癌共舞的青春

——吳嘉源

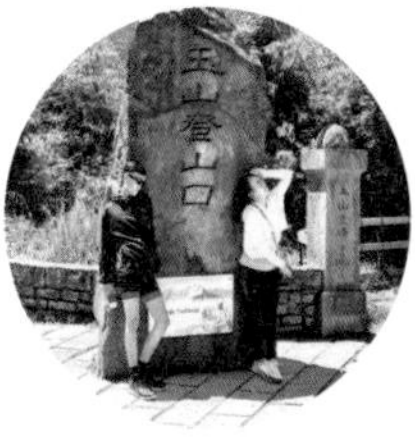

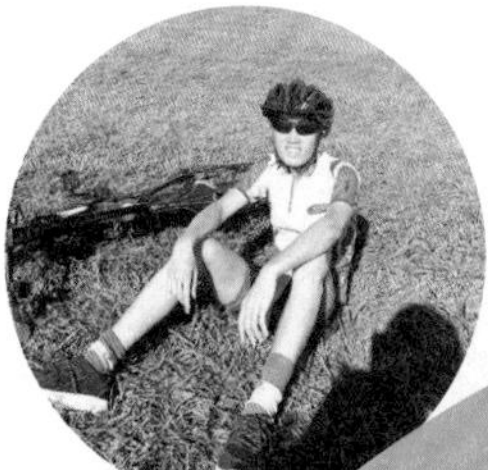

正值升高三的暑假，熱愛打排球的我發現在跳躍後，會突然感到頭昏目眩，起初我以為只是姿勢性低血壓，但隨著時間推移，情況似乎越來越嚴重，甚至在擊球後常常視野發白，失去平衡，無法站穩。

「媽，我覺得不對勁，需要去醫院看看。」我試著跟母親提起我的症狀。

「中醫就能解決，不用去看西醫。」母親對西醫充滿了不信任，特別是在父親因為癌症去世後，她認為西醫只會加重病情，堅持使用中藥調理我的身體。

儘管身體狀況越加糟糕，我也只能依母親的要求，吃著那些苦澀的中藥湯，告訴自己也許會好轉。

直到某個夜晚，一切都變了。

突如其來的重擊，學測路上的生命考驗

那天，我坐在書桌前，準備即將到來的學測，一陣劇烈的暈眩襲來，世界開始旋轉，書上的字變得模糊不清，甚至無法抓住椅子。我強忍著恐懼，顫抖地撥打母親的電話。

「媽，幫我叫救護車！」那晚，母親終於妥協了，我被送往急診。

剛進急診室，我便失去了意識，再醒來時，臉上布滿因血小板過低而出現的瘀血。隔天醫師神情嚴肅地宣布我罹患了「急性淋巴性白血病」。

那時我只有十七歲，對癌症的概念幾乎是一片空白，還記得當時滿心想著沒讀完的書、擔心病情會

耽誤學測複習進度。可是，癌細胞不會因為我是準考生而等待。醫師為我安排了急診轉到加護病房，隨即展開了一連串的治療計劃。

我還來不及理解這一切的嚴重性，生命的挑戰已經鋪天蓋地而來。那段日子，除了跟癌細胞奮戰，還要面對來自家庭的撕扯。

母親的抗拒，治療路上的情感拉鋸戰

每當醫師提出治療方案時，母親就會強烈反對，甚至拒簽同意書。當時我只有十七歲，還無法自主做醫療決定，只能依賴社工師的協調，說出我的想法。我知道我需要治療，我不能離開醫院，於是社工師成為我與母親之間的溝通橋樑。

1
2
3

1、2024 年 2 月攀岩完手很痠。
2、2024 年 7 月自行車環島。
3、2024 年 7 月受邀與侯友宜聊天。

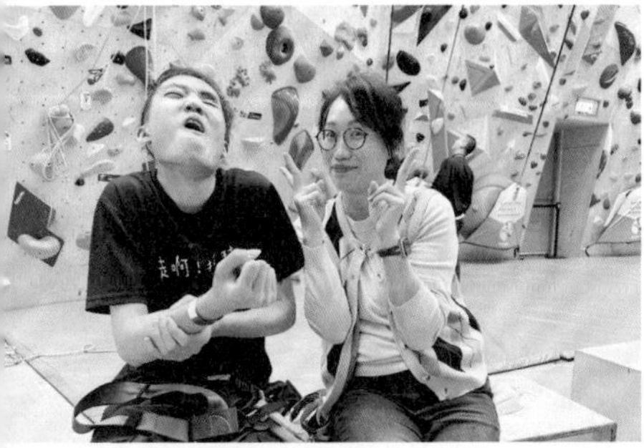

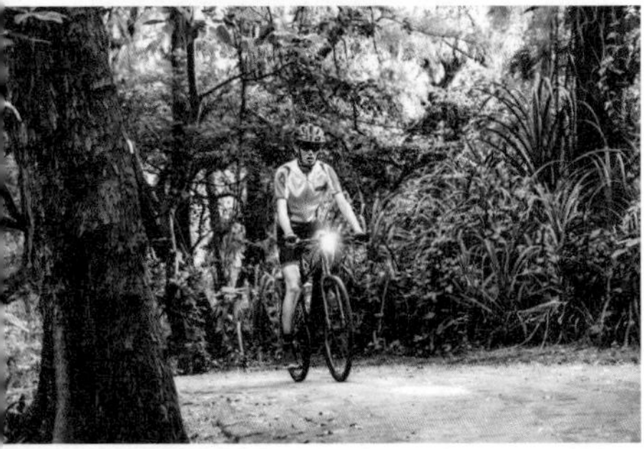

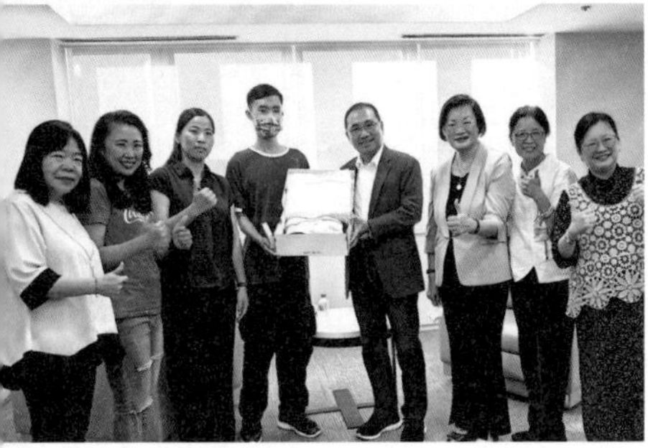

在社工師的協調下，母親終於勉強同意我留院治療，這只是開始。治療的路上，除了癌細胞的戰鬥，我還不得不面對母親的情感壓力。每一次治療的決策，都是一場場的拉鋸戰，前後共開了至少十場的協調會。後來也跟母親簽訂了一份「安全計劃」，確保我的治療不被中斷。

有一次，回家後發現我的藥不見了。母親告訴我，可能是弄丟了，但我知道是她不想我繼續服藥。那天晚上，我躲在房間裡，悄悄撥打了社工師的電話求援。社工師根據我們簽訂的「安全計劃」，啟動兒少保護機制，暫時把我安置到其他地方，讓我能夠順利治療。

身心俱疲，抗癌之路的無盡煎熬

除了心理上要面對親情的壓力，身體上也得面對癌細胞和治療造成的煎熬。最難熬的，是骨髓移植前的密集化療，身體彷彿被掏空，渾身無力，常常腹瀉，幾乎不能進食，本來就偏瘦的我體重急劇下降了十多公斤。那段時間，常常在夜裡痛哭，對著自己消瘦的身影感到絕望。

隨著治療的進行，我的病情反覆，癌細胞多次復發。二〇二三年，癌細胞襲擊了我的左眼，經歷過多次手術和治療，左眼的視力無法恢復，甚至因癌細胞侵蝕，眼球後方的脂肪被摧毀，眼皮無法完全閉合。

每當我望著鏡中自己那已經無法完全閉合的左眼，心中的絕望和恐懼一遍遍湧上來。眼前的世界逐漸模糊，無法再看清自己的未來，不禁開始懷疑治療還有意義嗎？

就在我幾乎要放棄時，主治醫師告訴我有一種新的免疫細胞療法——CAR-T「嵌合抗原受體 T 細胞

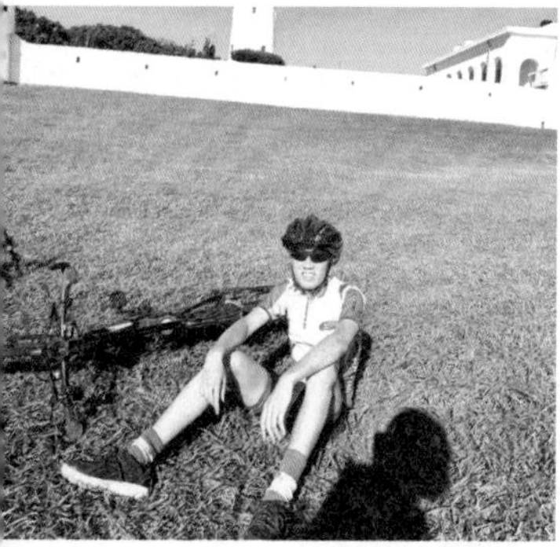

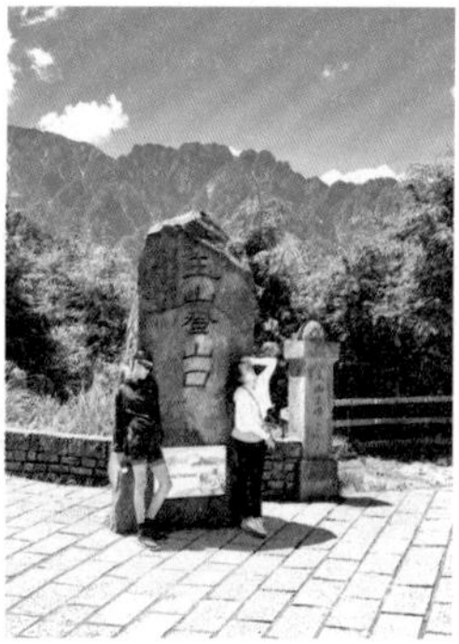

1 2

1、自行車環島──鵝鑾鼻燈塔。

2、自行車環島──玉山登山口。

療法」（Chimeric Antigen Receptor T Cells），可能是最後的機會，只是治療費用高達一千萬台幣，這對我們來說簡直是無法承受的數字。但醫師認為有機會爭取健保給付，不斷鼓勵我繼續治療，甚至幫我先凍存了免疫T細胞。

CAR-T納保，迎接生命的新希望

就這樣，我的命運迎來了轉機。二〇二三年十一月，CAR-T療法終於納入了健保。

我躺在台大醫院的治療室裡，接受免疫細胞輸回時，手機上跳出了學測成績公布的消息。我屏住呼吸，緩緩滑動手機螢幕──我成功了！如願考上台大生物機電工程系，延遲兩年的學業終於在這一刻回到了正軌。

那天，生命連續賜予了我兩個禮物：病情有了治癒的希望、成功踏上了夢想的學術殿堂。我深知，這一路走來，除了醫師的救治，還有無數人在背後默默支持我。床邊教學老師、蔡孟茹社工師、看護朱大哥，這些不曾與我血脈相連的人，卻給了我比親情更溫暖的陪伴。癌症教會了我珍惜每一個當下，與其擔心生命的長短，不如活在當下，讓每一天都過得豐富精采。接下來我也會繼續把握時間，充實生命，盡可能不留遺憾。

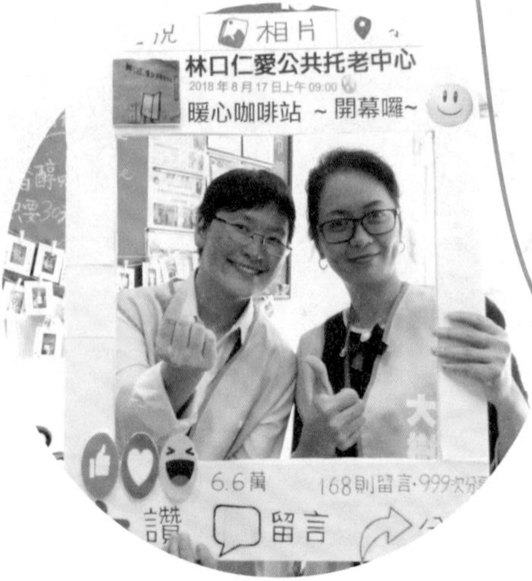

用生命影響生命。

乳癌

診斷時間：2015年4月

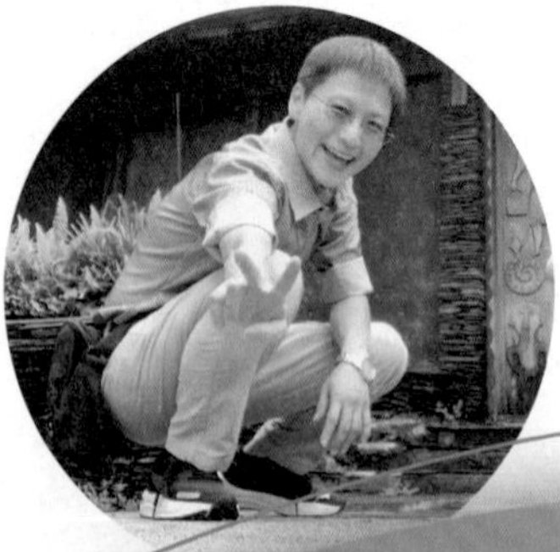

03

面對脆弱，在病痛中找尋生命的亮光

——許雅婷

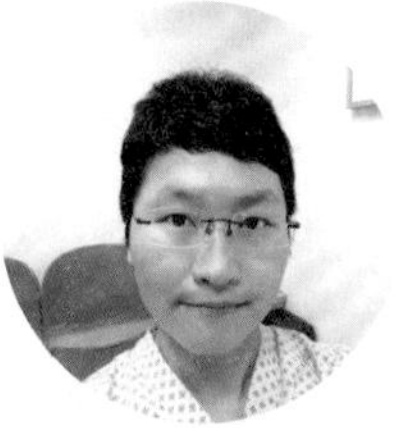

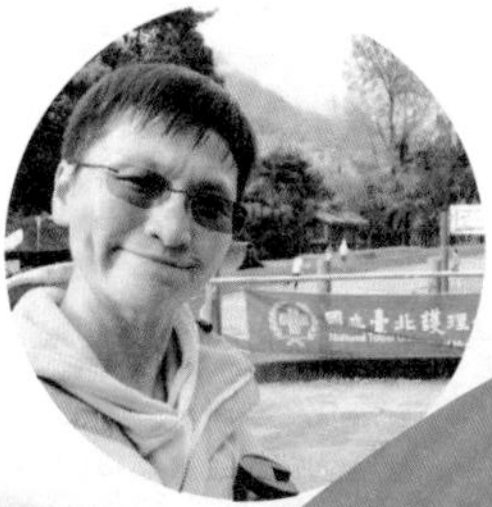

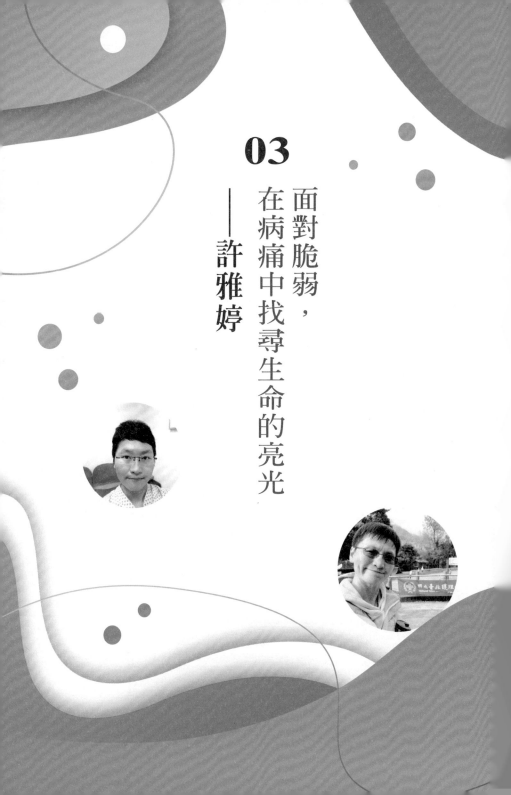

「這是什麼？」洗澡時，手指在右側乳房兩公分處感覺到一顆不規則的硬塊。心中一陣不安，我按壓著乳房，不敢相信自己的發現。

匆忙洗完澡，走出浴室，對著同樣身為腫瘤護理師的室友說：「妳幫我摸摸，我剛剛發現右邊乳房有一顆東西，不會是乳癌吧？還是我想太多了？」

果然不是我想太多，幾週後，確診了二期乳癌合併淋巴結轉移。那一刻，我從一名腫瘤護理師，轉變為乳癌病友。生活的軌跡被徹底改寫，開始了一場漫長且未知的戰鬥。

二〇一五年四月的某個下午，門診的檢查報告像一道雷電，瞬間擊碎了我原本平靜的生活。時間不會因為我的眼淚而讓癌細胞停滯，我必須馬上面對現實。

抗癌戰役，從居家環境開始準備

接下來的兩週，我籌劃盤點接下來的治療和生活變化。包括：工作、居住環境、經濟狀況、治療計劃，一切進入抗癌備戰狀態。

為了方便治療，我決定留在台北，這裡的醫療資源充足，而且醫院員工還有住院費的優惠。我沒有回彰化的家，不僅因為那裡有寵物、爸爸無法戒菸，還因為不想讓父母擔心，時常假裝「我很好」的狀態而無法好好休養。

即將開始走入將近十年的治療之路，從乳癌切除手術、化療、放射線治療，到最後至少十年的荷爾蒙療法。前面三種治療大約會是一年，建議先設置一個較好的居家治療環境。

我非常瞭解化學治療的作用，除了撲滅癌細胞之外，也會讓我的白血球走入相對低點，這時候身體免疫力會跟著降低，因此家裡的環境變得至關重要，我需要一個相對乾淨且安全的空間。

小白豬養成支持團，抗癌路上的堅強後盾

抗癌是一條艱難的道路，但我不打算孤軍奮戰。我建立了一個支持群組，叫「養成小白豬胖胖支持團體」，這個團體由二十一位親友組成，每個人都肩負著不同責任，幫助我渡過這段艱難的時光。

他們是我堅實的後盾，每當我感到虛弱無助時，他們的支持讓我重新找回力量。

同時，我也感激當年自己明智的選擇——大學剛畢業時買的防癌險，得以在這段時間安心養病，免去經濟上的後顧之憂。

「沒關係的，我們會陪妳一起渡過。」這是群組裡最常出現的話語。感受到來自身邊的溫暖與力量，這場抗癌的戰役，我並不孤單。

面對恐懼，學會接受自己的脆弱

手術結束後，第二輪的化療即將開始。癌細胞無情地擴散，但我不會被它擊垮。我告訴自己：「我會贏！」

然而，化療前一天的骨骼掃描卻讓我惴惴不安。檢查室裡，四面白牆將我困住，固定在檢查台上的我，

心跳逐漸加速，呼吸變得急促。我從未感到如此無助，彷彿整個世界快要崩塌。

「對不起，能暫停一下嗎？」我幾乎哭著向檢查人員請求。

「還有三分鐘就好了，堅持一下。」檢查人員安慰我，但這三分鐘對我來說，彷彿一生那麼漫長。

當朋友趕來陪我時，終於忍不住，淚水奪眶而出：「我怎麼無法完成這麼一個小小的檢查？」她溫柔地說：「沒關係，我陪妳一起。」這一刻我明白了，原來恐慌發作，是這麼一回事。

感謝老天，檢查結果顯示我的骨骼尚未被癌細胞侵犯。

走進長照變成托老中心主任，生命給的禮物

如果說每個人的生命經驗是由各種際遇造成，那今天的我是由三份珍貴的禮物構成的。

第一份禮物來自我剛踏入腫瘤護理的那一年。陪伴部分的腫瘤病人走完他們的最後一程，這份經歷教會了對生命的尊嚴，也讓我明白死亡不是結束，而是另一種開始。

第二份禮物是罹患乳癌的經歷。讓我從病人的角度理解生命的脆弱與堅韌。即使在治療中，我依然帶領學生為癌症病童服務，這讓我感受到生命的希望。

第三份禮物則是長照領域的機遇。我成為托老中心的主任，帶領團隊照顧那些認知退化或行動不便的長輩。這份工作讓我發現，護理不僅僅是治療疾病，更是賦予人們自主與尊嚴的力量。

這三份禮物，塑造了今天的我，也讓我明白了生命的真正價值。

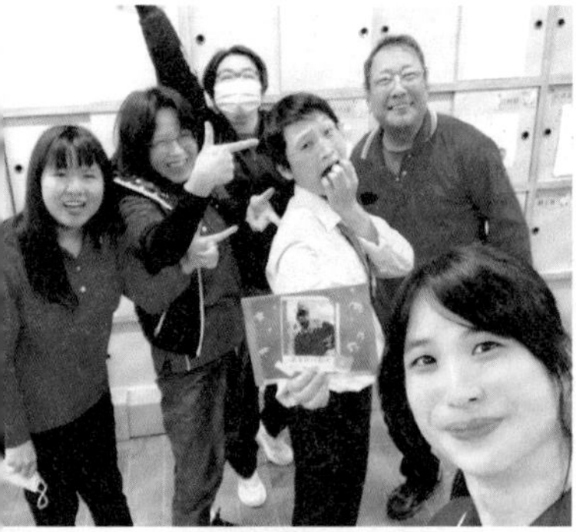

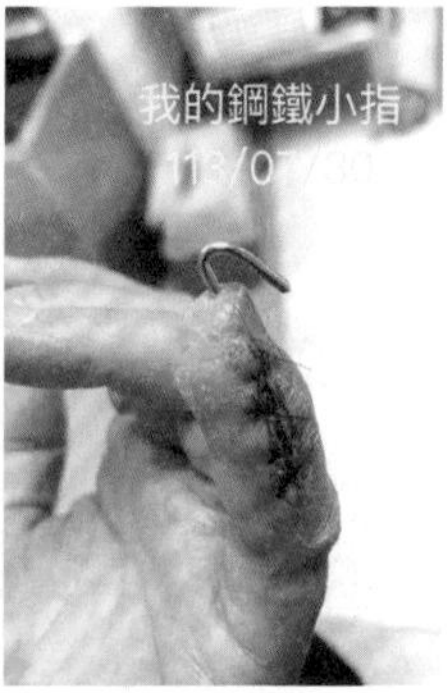

1 2
3
4
5

1、彰化日照團隊的夥伴。
2、我的鋼鐵小指。
3、4、小白豬治療照片。
5、活力橘開箱。

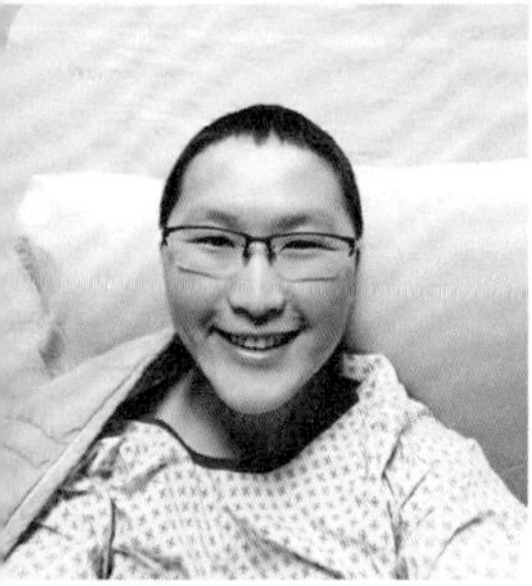

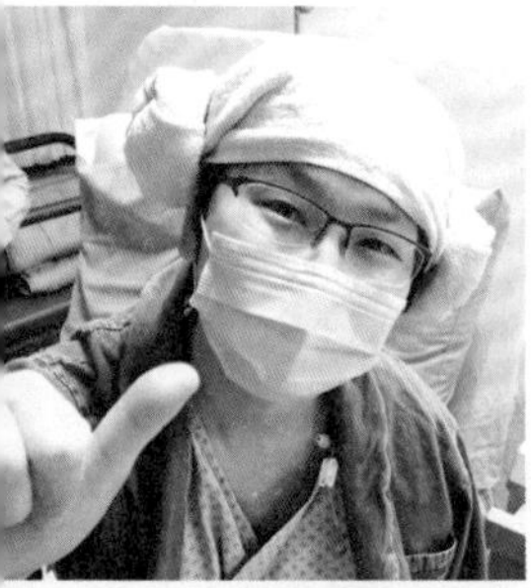

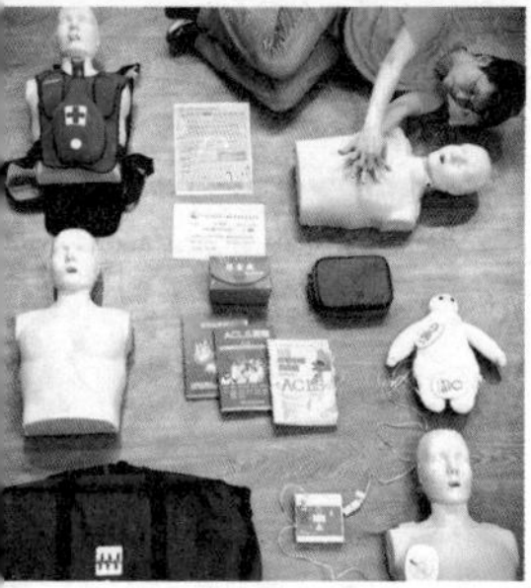

旅程雖然艱難，但從未孤單

至今，走完十年乳癌預防復發治療全程，歷經氣喘、卵巢切除並留下退化性關節炎等不可逆病名。期間我仍努力保護自己，盡可能保持原有的生活節奏，讓生命保持一絲亮光。

每當體力恢復，腦袋清醒時，我便會將自己的感受、經驗、得到的資源一一整理紀錄，將這段治療點滴編撰成書——《乳癌深淵：癌症醫院護理師變成乳癌患者的治療經驗》。這本書是我對所有乳癌患者的心聲與支持，希望這些經驗分享能讓罹患乳癌的姐妹們少走一些彎路，及早應對困境。

雖然治療的過程艱辛，但當我們能轉念面對病痛，喜樂總能超越苦痛，生命的亮光便會持續閃耀。

感謝生命中的貴人與愛，我的旅程雖然艱難，但從未孤單。

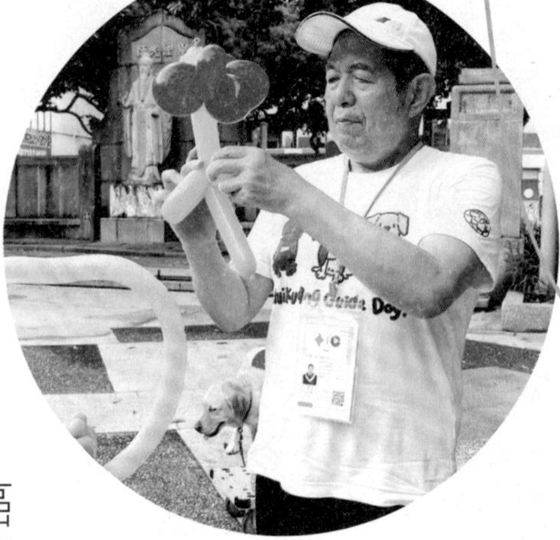

癌症只是小小的壞角色，
心態堅定，
你強，他就弱。

扁桃腺癌
診斷時間：2019年11月

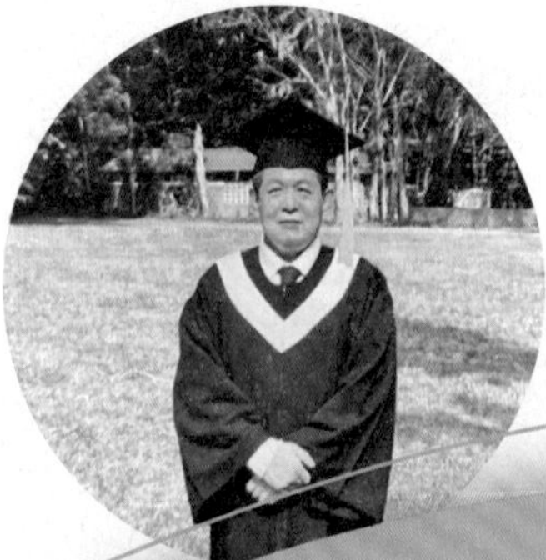

04

從黑暗走向光明，成為生命的見證者

——簡顯德

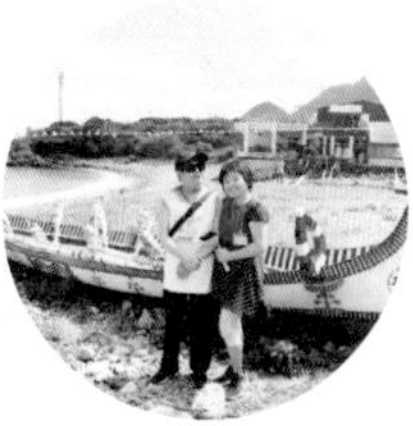

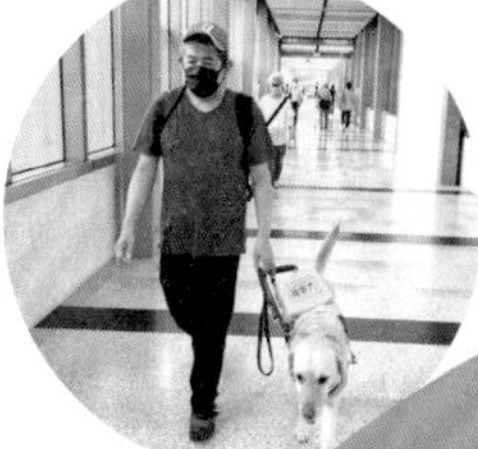

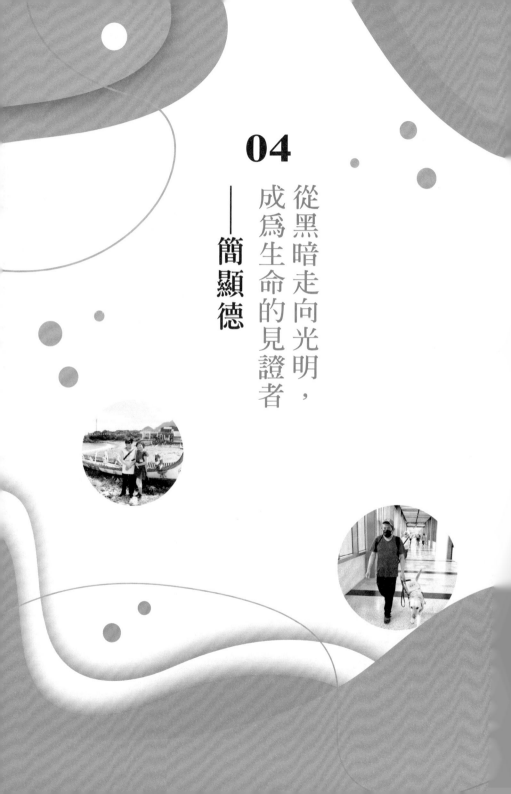

四十歲時，因黃斑部病變成為重度視障，突如其來的失明奪走了一切，生活也陷入了無盡的黑暗。

但我沒有被這一切打敗。我加入台灣盲人重建院，學習使用現代科技來重新生活。受訓期間，體會到視障者資訊取得不易，在課餘時間分享電腦基本操作，協助同學善用科技克服視覺上的障礙，能夠上網查資料，結訓後還獲得台灣盲人重建院頒發的「熱心助人獎」。

隨後，我投入了盲人重建院的服務工作，長達十多年，幫助更多人使用科技來重建生活。

我相信，即使眼前一片黑暗，心中的光芒依然可以閃耀。這信念不僅幫助了我，也幫助了許多失去視力的人找回生活的方向。

命運的再一次重擊，扁桃腺癌第四期

就在我逐漸適應視障的生活時，命運再一次給我重擊。五十七歲那年，個頭不高的我，體重卻達八十公斤，為了健康，我決定去新陳代謝科檢查並開始減重調理。沒想到，我患上了糖尿病。

「糖尿病可以控制，只要調整飲食和運動就行了。」我心想，於是展開為期八個月的減肥計劃，每個月平均瘦了兩公斤，健康指數也慢慢好轉，周圍朋友都對我的轉變表示羨慕。

只有我太太持不同意見。她說：「你瘦得太快，肯定有問題。」她的話讓我警覺起來，於是發現脖子上有一塊腫塊。急忙去耳鼻喉科檢查，結果卻是我從沒想過的——扁桃腺癌第四期。這毀滅性的打擊，讓我不敢去想未來，因為有太多未完成的事。

「雖然是第四期，但分級為A，還有機會。」醫師的這句話，就像一劑強心針，喚醒了我內心深處的堅韌。

我告訴自己，不能被癌症打倒。在治療期間，全力配合醫師的專業建議，保持良好的飲食、充足的睡眠、愉快的心情，並進行適度運動。相信現代醫療技術已經能讓我們比較輕鬆渡過這些挑戰。

每一口食物，都是我對生命的堅持

確定罹患癌症後，我立即開始艱辛的療程。首先是切除左半扁桃腺手術，緊接著進行三次大化療、四次小化療，最後又接受了三十五次的放射線治療。其中，最艱難的莫過於頸部的放射線治療，它讓我吞嚥困難，幾乎無法進食。

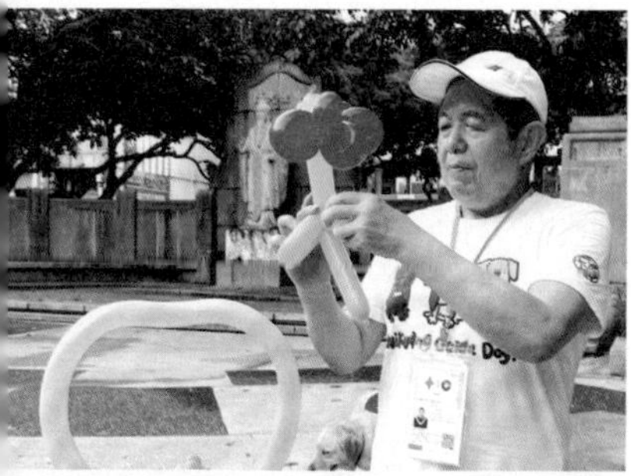

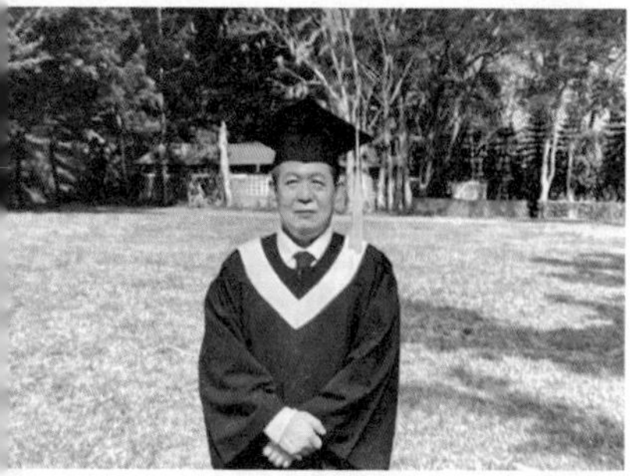

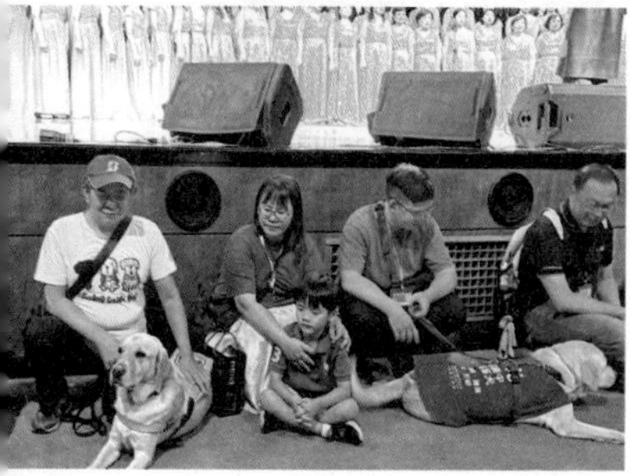

1、斜槓人生街頭藝人展演。
2、罹癌後，圓年少讀書夢，於 2023 年大學畢業。
3、「你是我的眼」慈善公益音樂會。

每當醫師問我：「還能正常吃嗎？」我都回答：「可以。」醫師驚訝於我能堅持不插鼻胃管，靠意志力克服身體苦痛，堅持正常飲食以撐過七週的療程。我深知，營養對抗癌症至關重要，因此無論多困難，我都逼自己吃下去，每一口食物，都是我對生命的堅持和不放棄的象徵。

面對病魔，不僅需要堅定的意志力，更需要專業的醫療支持和充足的營養。樂觀的心態、積極的行動，還有持續的運動習慣，是我戰勝癌症的關鍵武器。

重拾年少的夢想，完成大學學業

儘管身體經歷了無數折磨，但我的心態卻越發積極。癌症教會我更深刻理解生命，也讓我決心不辜負每一刻。我拾起年輕時未完成的夢想，完成了大學學業，並繼續攻讀研究所。那些年少時的憧憬，如今終於成了現實。

我與一般學生一起上課，礙於視障，百分之八十靠自己上網查資料，反覆聽取上課的錄音檔以自學方式完成學業。我的熱情並不止步於學業，我熱愛咖啡，於是利用自己「行銷與流通管理」的專業，開始在網上販售咖啡相關產品。透過這個小小的事業，我體會到工作與興趣的結合，讓每一天都充滿了意義。

在這段抗癌的旅程中，我更加珍惜時間，擺攤售賣商品、到日照中心為老人義演、在街頭展演、製作陶藝、手工皂、香氛……，每一件事都讓我感到充實，每分每秒都是生命中最珍貴的禮物。

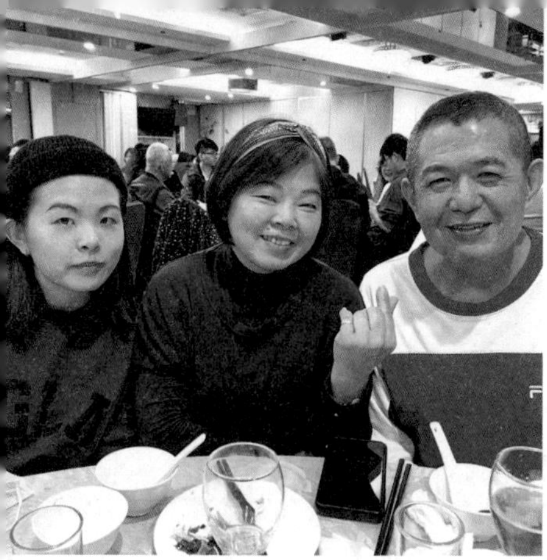

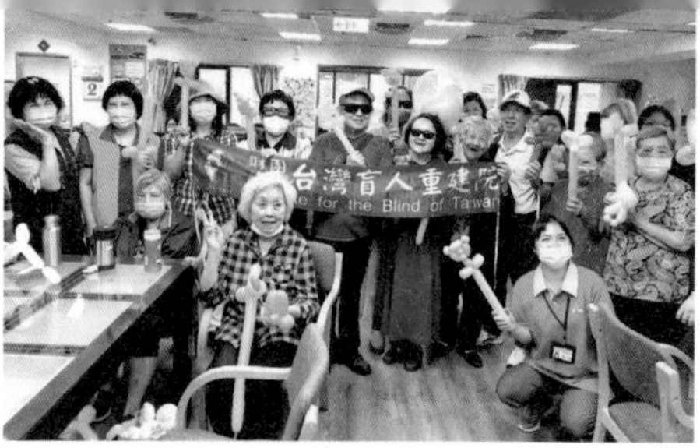

1　2

1、家人合照。
2、日照中心義演 eye 幫盲送拉拉寶寶上學去。

最難忘的，莫過於家人的支持，尤其是我的妻子，她無怨無悔地照顧我，確保我在療程中攝取最佳的營養，補充足夠的能量，幫助我渡過治療的艱難時刻。她的愛與耐心，成為了我最堅強的後盾。

這段經歷讓我明白，儘管身體受到傷害，家人的力量卻可以無限強大。只要心懷希望，生活中的每一點光亮，都能成為我們前行的動力。

不向命運低頭，在黑暗中尋找光明

治療的過程極其艱辛，每一次都是一場與身體的抗爭，但我始終告訴自己：「生命值得為之奮鬥，光明就在前方。」

如今，我不僅是癌症的倖存者，更是一名見證者。我親身經歷了生命的脆弱和堅韌，明白了活著的意義。因此，我希望能夠分享我的故事，告訴他們：無論眼前的黑暗有多深，只要堅持不懈，光明總會出現。

人生充滿未知，但只要我們堅定信念，生命中總會有陽光。這是我從癌症中學到的最寶貴的一課，也是我希望能傳遞給所有正在與病魔抗爭的人們的信念。

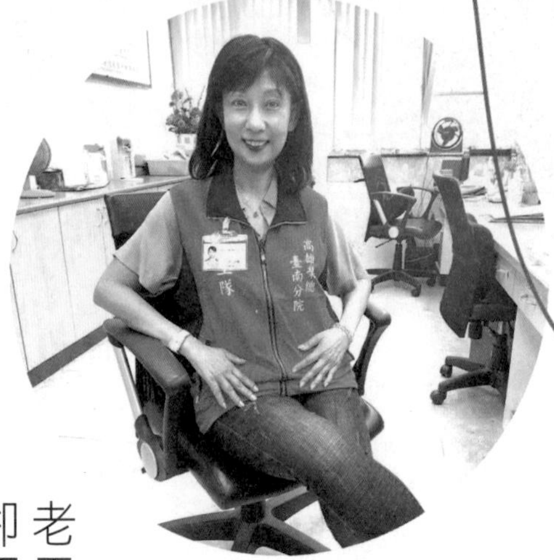

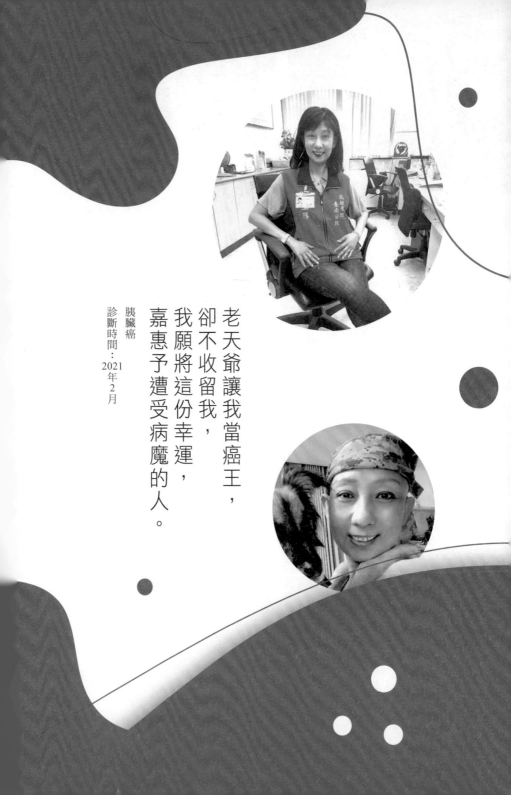

老天爺讓我當癌王，
卻不收留我，
我願將這份幸運，
嘉惠予遭受病魔的人。

胰臟癌
診斷時間：2021年2月

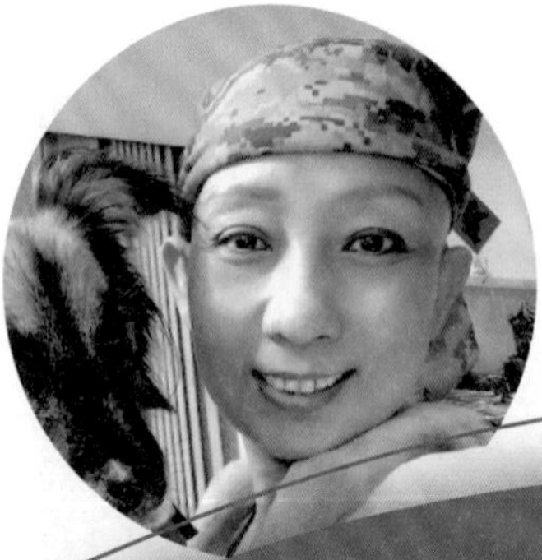

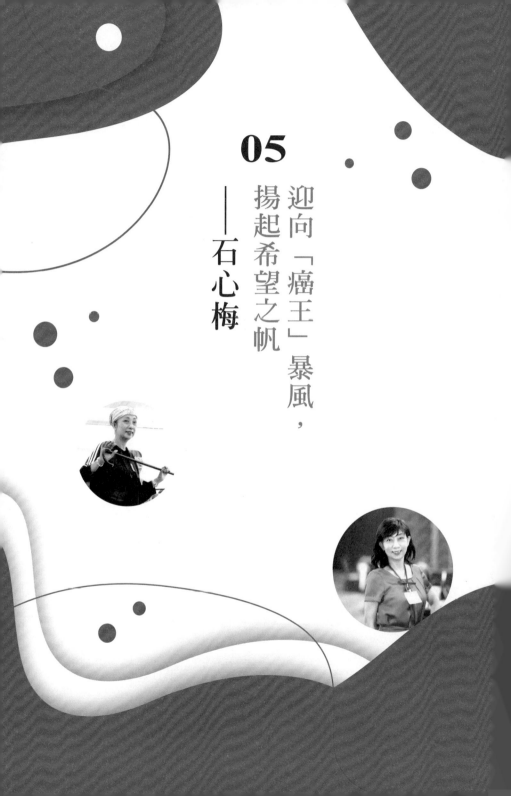

05

迎向「癌王」暴風，揚起希望之帆

——石心梅

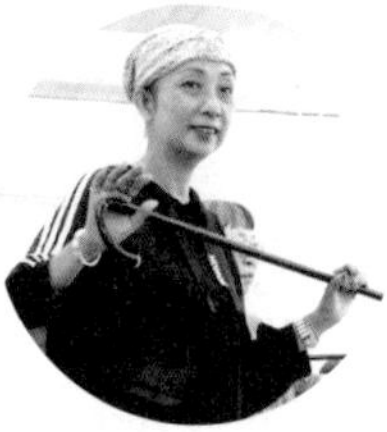

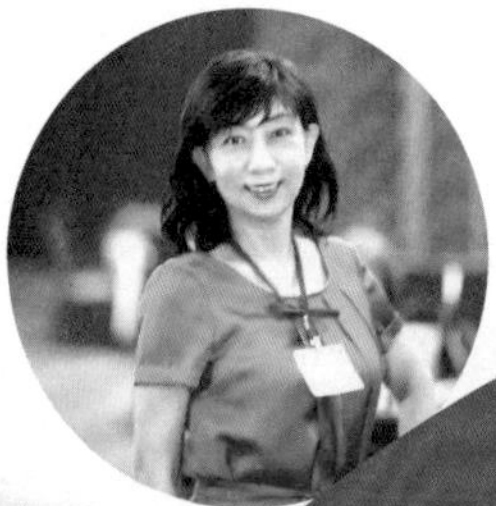

「當癌王愛上我的胰臟，會變成什麼呢？姨丈愛（胰臟癌）啊！」我一邊自嘲，一邊掩飾心中的不安。

二〇二〇年底，莫名食慾不振，看了腸胃科病情仍不見好轉。後來為了加購保險，做了一次例行體檢，報告顯示「尿潛血」陽性。我不以為意，直到第二次檢查結果仍不及格，才驚覺事態不妙。醫師在我的胰臟上發現了陰影，建議我做核磁共振。一週後，他看著MRI報告，表情凝重：「這是一個很壞的腫瘤，妳必須立刻手術。」

「壞腫瘤」、「開刀」、「胰臟癌」這些詞不斷在我腦中迴盪，先生默默陪著我，沒有戲劇性的擁抱、沒有悲傷的音樂，只有一種莫名的平靜，這一切似乎早有預感——或許是身體多年的暗示，又或許是內心深處早已做好了準備。

我不害怕這個診斷，只是還沒準備好迎接這場即將來臨的抗癌風暴。

面對癌王，勇敢迎戰生命的挑戰

當醫師告訴我三天後要動手術時，內心頓時陷入茫然。

「這可是癌王啊！」胰臟癌的兇猛怎能輕易對待？於是，我決定尋求第二意見。

第二位醫師仔細看了CT影像後，眉頭深鎖：「腫瘤已經包住了動脈血管，我們需要先化療，等腫瘤縮小、脫離血管後，才能進行手術。手術時會切除近一半的胰臟，還有整個脾臟等鄰近器官。」

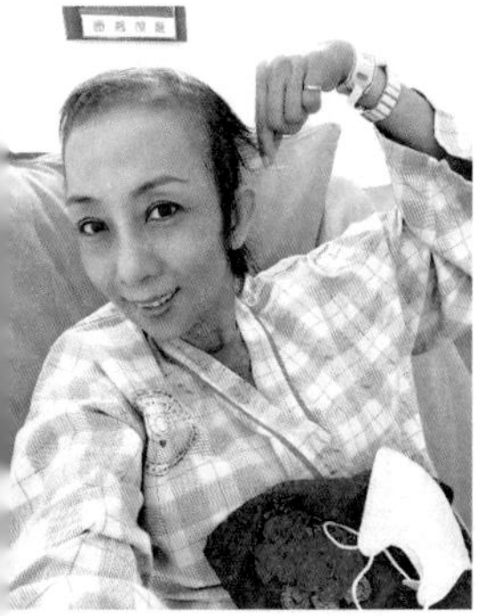 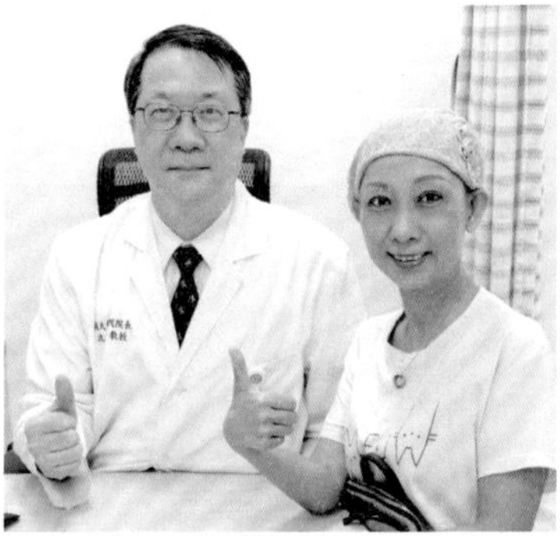

1　2

1、住院化療照。
2、與主治醫師沈延盛院長合影。

聽完這段「三明治療法」的解釋，我心中的迷霧漸漸散去，感到了一絲踏實。

「這就是我需要的答案。」我心想，明白了治療方向，不再被恐懼支配，反而多了信心與力量。面對癌症，擔憂餘生有多長已無意義，真正重要的是如何配合治療。我深刻明白，這是一場心靈和身體的雙重風暴。

在接下來的三年裡，我歷經了六十次化療（含術後預防性化療）、遠端胰臟腫瘤切除手術、腹腔經皮穿刺引流術、二十五次放射線治療、標靶藥物治療。回想當時那段與癌症搏鬥的日子，我對自己的選擇無比感恩。

癌症給的「暫停鍵」，學會珍惜陪伴

命運總是如此無情。手術後沒多久，媽媽突然病倒了。她年邁多病的身體再也無法行走，這對我來說是晴天霹靂。當我仍在與自己的疾病作戰時，母親的病情再度壓垮我早已疲憊不堪的生命。

原本在心裡建構好的堡壘瞬間崩塌。我常常在腦中浮現自己穿著束腹帶，推著坐在輪椅上的媽媽的畫面，全都實現了。那段日子，我一邊進行化療，忍受身體的痛苦，一邊照顧媽媽。我感覺自己快要堅持不下去，焦慮和無助不斷侵蝕著我。

「為什麼會這樣？」我常常自問。媽媽在我最需要力量的時候，卻衰老得如此虛弱，我無法想像如果有一天我倒下了，她該怎麼辦？

然而，有一天我推著媽媽一起散步在陽光下，突然有了新的體悟。正是因為我的病，才讓我放下工作，得以全心陪伴她。如果不是這場疾病，我或許依然忙於工作，無法如此貼近她的生活。這讓我不再怨恨病痛，反而感激它帶來的「暫停鍵」。

直到媽媽含笑離去，我才真正感受到生命中的平靜與無憾。

用愛延續母親的回憶，助人成爲生命的療癒

媽媽安詳離世後，我決定將自己未竟的愛延續下去，成為醫院的志工並加入「生命有愛 我不孤單」粉專，這段志工生活漸漸成為我治療期間的重心。

每當陪伴那些需要關懷的老人，握著輪椅的把手，彷彿再一次感受到媽媽的存在，這讓我內心得到無比的安慰。無論是遇到病友，還是照護長輩的家屬，只要我有過類似經歷，總會掏心掏肺地分享，希望能給眼前的朋友帶來一絲希望。

有一次，一位長得像媽媽的長者笑著對我說：「小姐，妳頭毛很水喔！」

「這是假髮啦！」我笑著回應。看到她驚訝的神情，一時間脫口而出：「媽，我得癌症了！」其實，

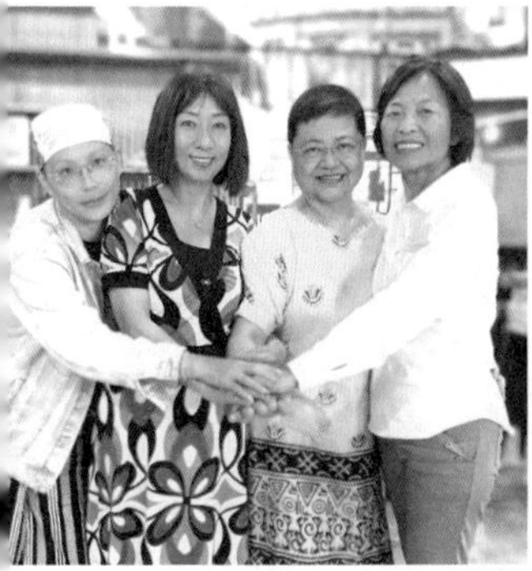

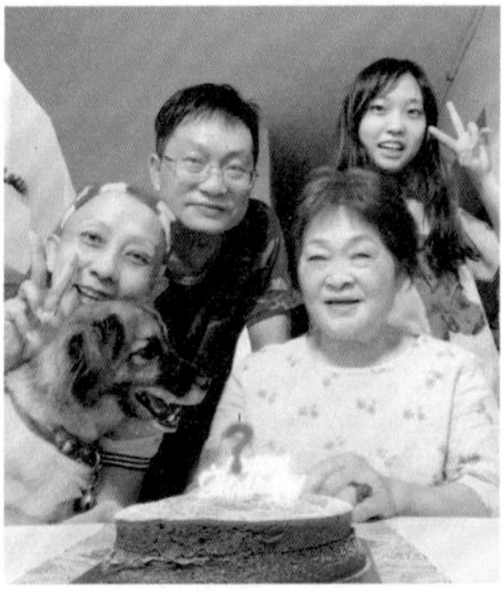

1 2

1、王家貞議員發起，並與癌友們成立「生命有愛我不孤單」粉專
2、全家為我慶生。

媽媽自始至終都不知道我罹癌，我只是想告訴媽媽而已。

感謝每位像媽媽的長者，讓我一解思母之情；也謝謝每位讓我服務的民眾，讓我找到了助人的快樂。原來，簡單就是幸福，助人更是快樂的泉源，也成了我抗癌的良藥。

面對復發，我選擇迎風前行

胰臟癌的復發率極高，最近我的腫瘤指數飆升了十倍，CT報告顯示癌細胞已轉移到肝臟。電燒治療後，我換了二線化療藥物，副作用加劇，身體也越加不適。儘管如此，我依然堅守在書桌前，敲著鍵盤，一如病前，繼續我的工作，過著日常的生活。

「長風破浪會有時，直掛雲帆濟滄海。」面對這場生命中的風暴，我無法退縮，也無法停下腳步，唯有繼續向前。就像帆船在波濤洶湧的海面上，遇到風暴時，暫時收帆；當海面平靜時，再次揚帆，勇敢迎接生命中的每個挑戰。

我相信，我有機會戰勝癌王！

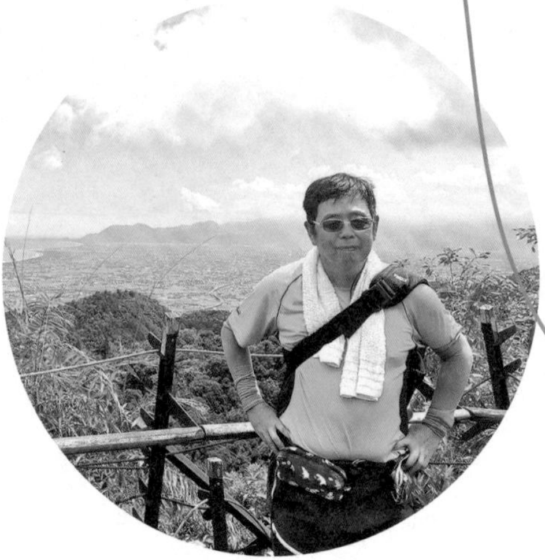

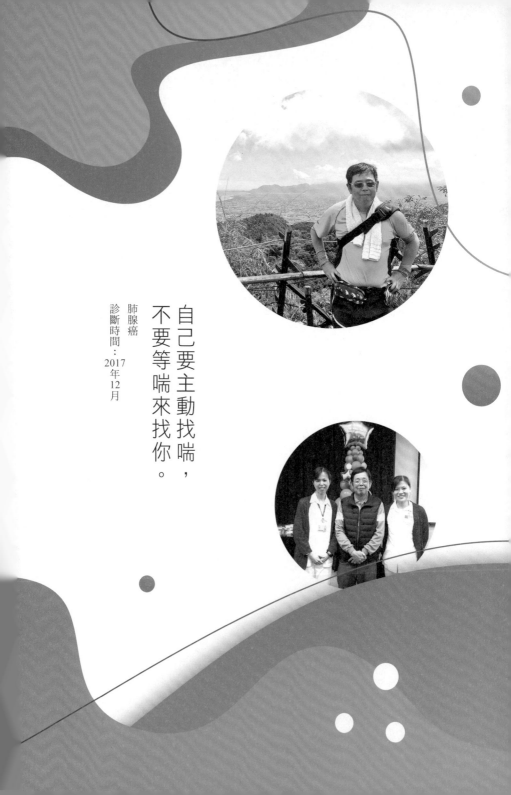

自己要主動找喘，不要等喘來找你。

肺腺癌

診斷時間：2017年12月

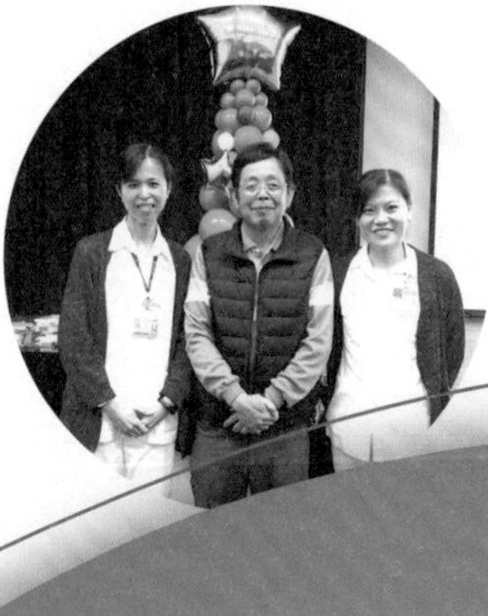

06

與癌和平共處，活出自己的美好

——柯協助

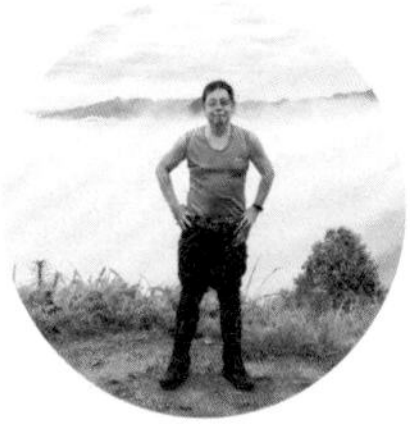

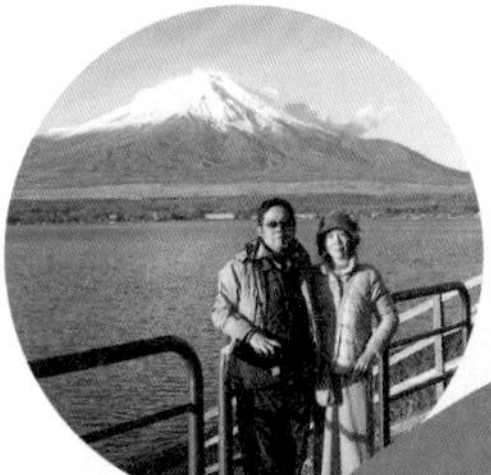

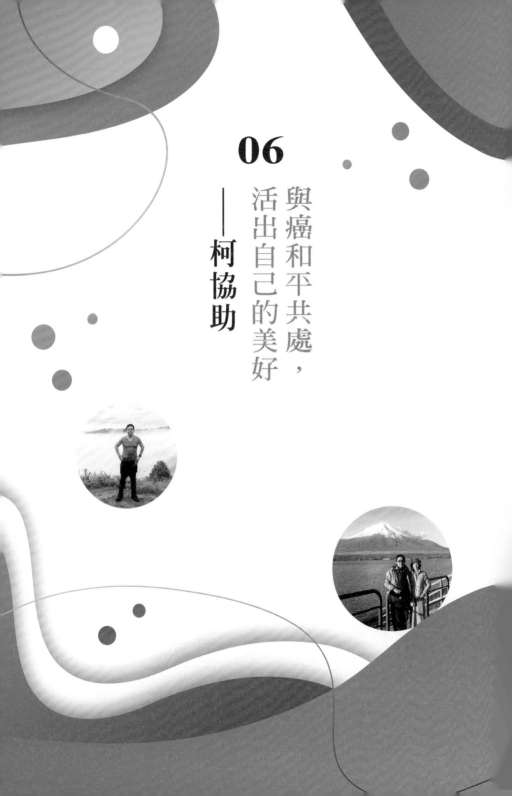

二〇一七年十二月，一如往年帶著年邁的父親去做例行健康檢查，這是我多年來的習慣，旅居中國多年的我，常常在高壓的場所、空氣汙染與食安疑慮的環境下，總覺得自己的健康正在慢慢被啃蝕。

常規體檢成癌症診斷，癌細胞早悄然住在身體裡

檢查完畢後，醫師把我叫進一間小房間。那一刻，我隱隱感到事情有些不對勁，特別是醫師那嚴肅的表情。我靜靜地坐下，他指著X光片，語氣沉重：「你的肺部有一個腫瘤，建議去大醫院做進一步檢查。」

我的心瞬間墜入谷底。我既不抽菸也不喝酒，生活習慣一向規律，甚至年年體檢，為什麼這種事會發生在我身上？

內心的恐懼如潮水般湧來，但我努力保持鎮定，若無其事地帶父親回家。一路上，我開著車，假裝輕鬆地和父親有說有笑，內心卻不停發抖。我終於明白什麼叫作「強顏歡笑」。

幾天後，透過朋友的介紹，找到長庚醫院的胸腔科進行更深入的檢查，肺部腫瘤約一公分，必須盡快切除。唯一值得慶幸的應該是，腫瘤屬於1B期，早期發現，早期治療。

「還是有復發的可能，最好進行預防性化療。」因為我的腫瘤長的位置太靠表面，擔心由表面血管轉移到其他部位，於是我從胸腔外科轉回內科，接續療程。

迎接命運的第二次考驗，肺癌復發的打擊

化療的日子非常難熬。八個小時躺在病床上接受藥液的輸注，回家後聞到一點油煙就想嘔吐。精神狀態就像舊手機，開機沒多久就需要充電。我開始感覺到，自己不再是那個健康的人了。

然而，這段時間總算平安渡過，隨著例行追蹤報告顯示一切正常，我放下心中的重擔。

但命運似乎不肯放過我。二〇一九年七月，例行的CT檢查讓主治醫師沉默了片刻，隨後，他用沉重的語氣告訴我：「你的另一側肺又長出了一顆腫瘤，約〇．五公分。」

這個消息簡直是晴天霹靂，甚至一度懷疑死神就在身邊徘徊。但醫師告訴我這是「寡轉移」，能透過手術去除。

再一次，我在手術台上，等待命運的裁決。這次手術需要從背部插入一根長針來定位腫瘤，那段趴在病床上幾乎不能動的幾個小時，是我人生中最漫長的時光。

1
2
3

1、喜歡登山的我。
2、與太太去年秋天在日本自助旅行。
3、為了增強肺功能，每天爬上住家附近的山頂。

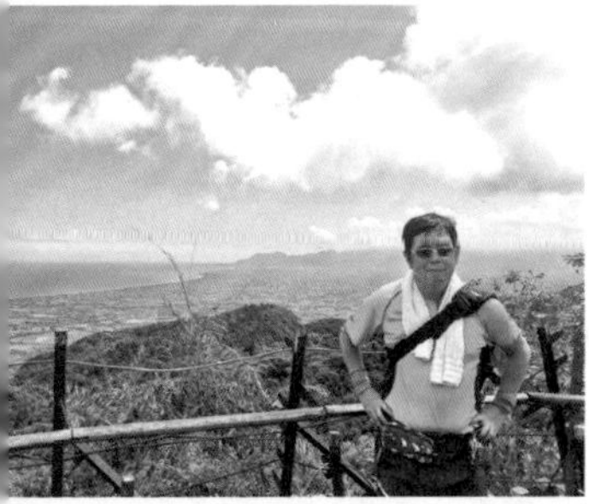

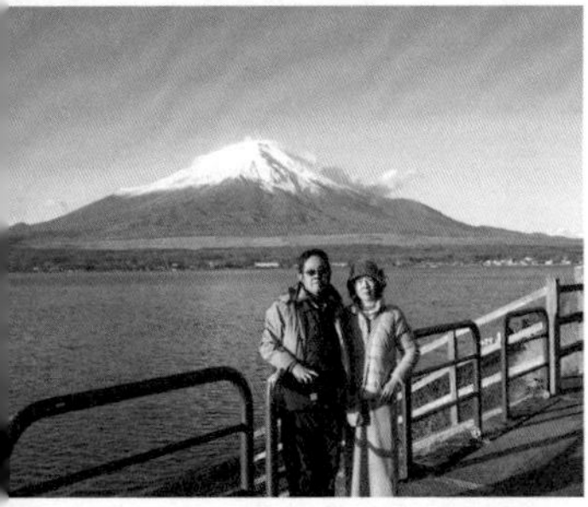

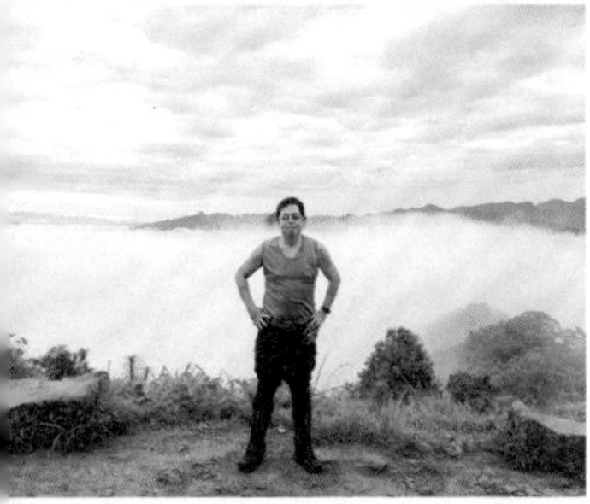

再次寡轉移，基因檢測帶來希望

手術成功後，我又回到了日常生活中。但命運的考驗又一次到來，不久之後，二〇二〇年二月的定期追蹤讓我再次墜入深淵。

腫瘤這次出現在左肺，仍是寡轉移，於是再次進行背部長針定位的手術，術後卻發現其他地方竟也長了腫瘤。

我的肺已經無法承受任何一次手術了，只能透過基因檢測看看是否有配對的標靶藥物。這次，我算是走運，檢測結果發現ＥＧＦＲ基因突變，可以服用「妥復克」的標靶藥物至今。

雖然藥物延續了我的生命，但副作用像是另一場戰役。皮膚變薄、曬太陽後瘋狂起疹，奇癢無比；手腳上不時出現甲溝炎；最尷尬的是頻繁腹瀉，在登山途中，我不得不與朋友告假，找隱蔽處解決排泄問題。

儘管如此，我依舊選擇與這些副作用「和平共處」，能活著，已經是莫大的幸運了。

放下工作，擁抱生活

這場抗癌的旅程教會了我許多，更體會到妻子的美好。我們曾因工作聚少離多，以前我為了工作賺錢，不斷奔波，我倆關係一度瀕臨破裂。

罹癌後，她不離不棄陪伴著我，在我躺在病床上接受治療的時候，她無微不至的照顧，陪我熬過每

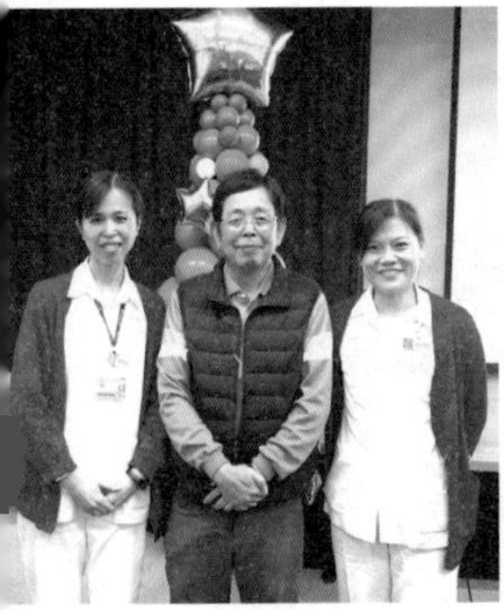

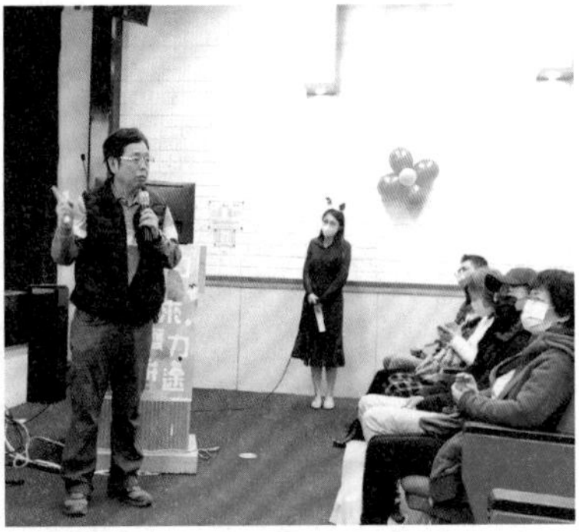

1　2

1、與幫助我最大的個管師鳳雅及麗娟合照。

2、去年底，長庚癌友分享會，上台分享抗癌經驗。

一個難關。病後陪我爬山，成為我最強的支柱，這才驚覺自己過去是多麼忽視她，這場疾病讓我留住身邊最重要的人。

現在，我已學會放下工作，轉而追求興趣，參加登山社團、學攝影，還報名了歌唱班。這些愛好讓我重新認識了生活的美好，活出自己。

在抗癌的路上，我也樂於分享經驗，於是參加林口長庚主辦的肺癌病友分享會並擔任主講人，分享抗癌的過程、如何應對副作用、避免病痛，也積極參加肺長壽、全癌連相關的活動，鼓勵所有病友積極對抗病魔。

現在，雖然我的肺功能只剩下一半，但依然堅持運動。我常說：「自己要主動找喘，不要等喘來找你。」這句話成為我的座右銘。

我不僅努力鍛鍊肺活量，還保持正向的心態，認為癌細胞就像頑皮的孩子，既然無法驅逐，那麼就學會包容它。

這段抗癌之旅，雖然充滿痛苦，但也讓我重新定義了生命的價值。「正向思考、堅持運動、正常作息」，這些簡單的道理如今成了我每天努力實踐的生活哲學。

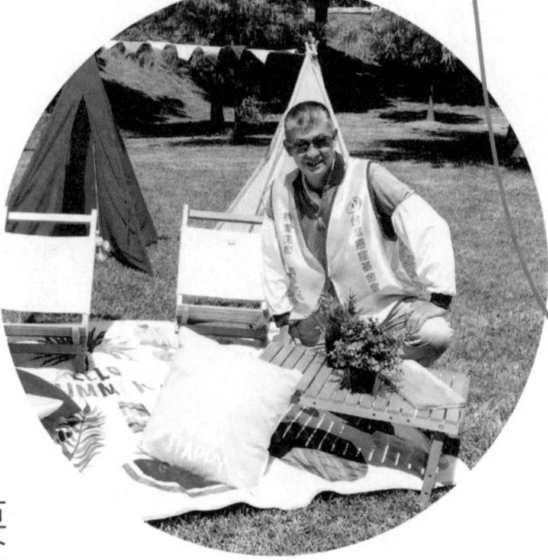

要吃、要動、要曬太陽。
看似很簡單，
做起來不容易。

肺腺癌
診斷時間：2013年9月

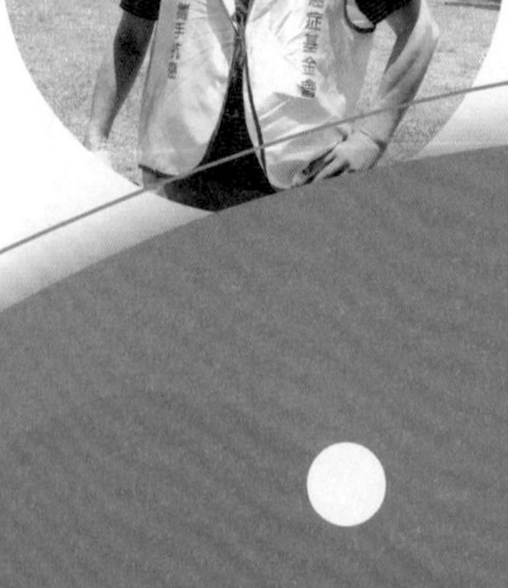

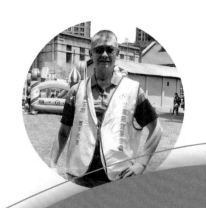

07

從失聲到傳聲，重塑生命的意義

——劉德龍

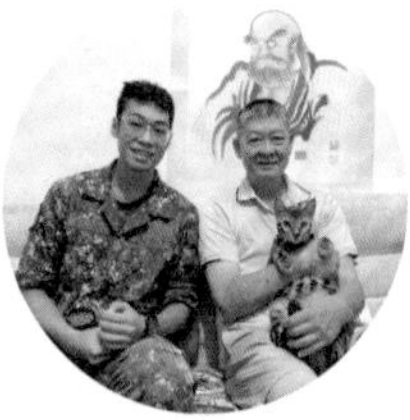

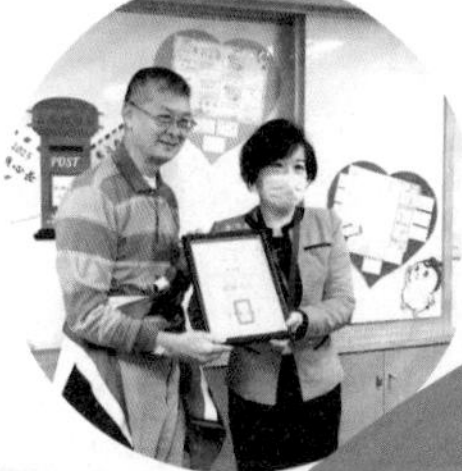

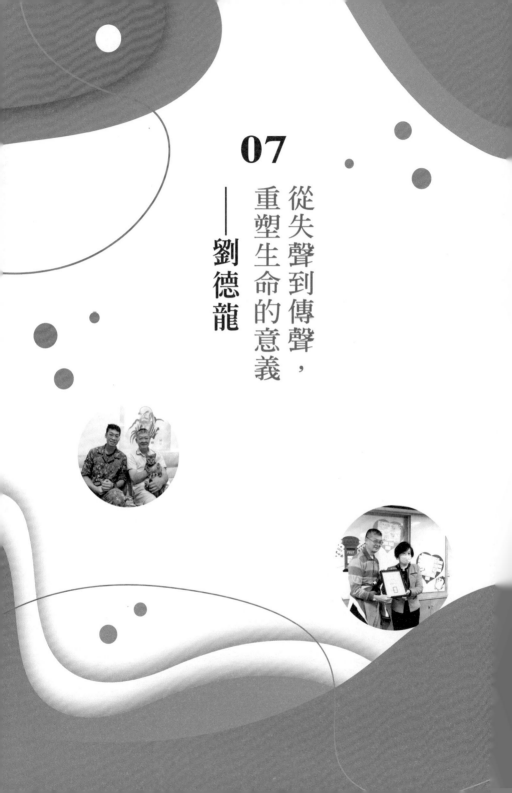

二〇一三年，我的人生正處於巔峰時刻。我的女兒剛剛出嫁，而我則晉升為五星級飯店的駐店副總經理。每當休假，我和家人一起享受著逛街、旅遊、美食，那時的生活無憂無慮，是我人生最輝煌燦爛的時刻。

然而，這份歲月靜好卻在一次例行體檢中被打破。

一個白點改變人生，無預警的肺癌診斷

「你的檢查結果出來了，左肺上方發現了一個〇．三公分的白點，建議你到大醫院做進一步檢查。」雖然醫師懷疑是肺癌，但我完全不相信。我能吃能喝，平時還健步如飛，戒菸十年以上，身體狀況一切正常，我怎麼可能會罹癌？

出於謹慎，我還是到大醫院再檢查一次，並進一步的穿刺化驗。一週後，回到醫院領取報告。醫師神情嚴肅地告訴我：「結果是肺腺癌3A期，癌細胞已經開始擴散了。」那一刻，曾經一帆風順的生活，一瞬間被暴風雨襲擊。隨著診斷書上的字句，心中的僥倖與樂觀被徹底打破。

我癱坐在候診室的椅子上，無法接受這個現實。罹患癌症的恐懼席捲而來，手腳發軟，冷汗直冒。回診後的日子裡，我再也無法專注工作，和老闆同事講話時，嘴唇都在顫抖。

癌細胞擴散，失去了聲音

癌症，這個詞原本對我來說是那麼遙遠，它卻這麼突如其來地降臨到我的身上。

手術前，我被告知需要在左肩植入人工血管，這意味著我再也無法像以前一樣自由自在，無法跑步、無法旅行。我終於明白，命運選擇了我，而我別無選擇，只能坦然面對。

我經歷了長達十四個小時的手術。當我再次睜開眼睛時，醫師告訴我，癌細胞已經蔓延到頸部淋巴群需刮除乾淨，手術比預期困難得多。幸運的是，手術成功了；不幸的是，我失去了聲音。

對於我這樣一個需要帶領團隊的人來說，無疑是巨大的打擊。醫師告訴我，由於手術時間過長，喉管受壓導致聲帶受損，可能是醫療疏失，但我並沒有怪罪醫院，因為我知道這場手術是成功的，也救了我的命。經過耳鼻喉科的診治，醫師表示我的聲音隨著時間會慢慢恢復，只是不能再像以前那樣大聲說話及唱歌了。

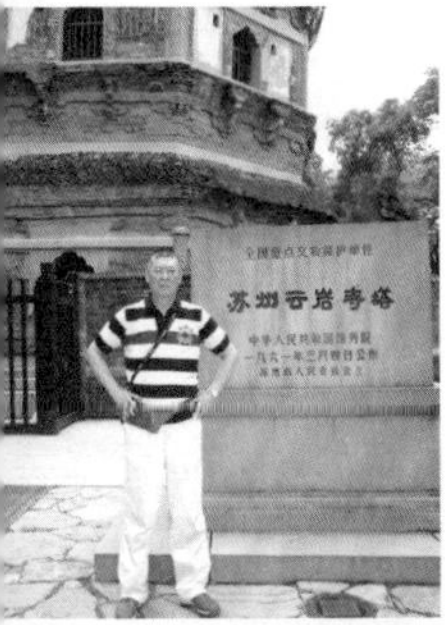

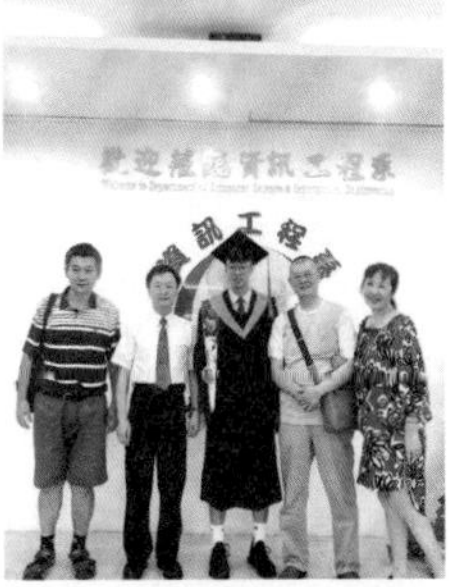

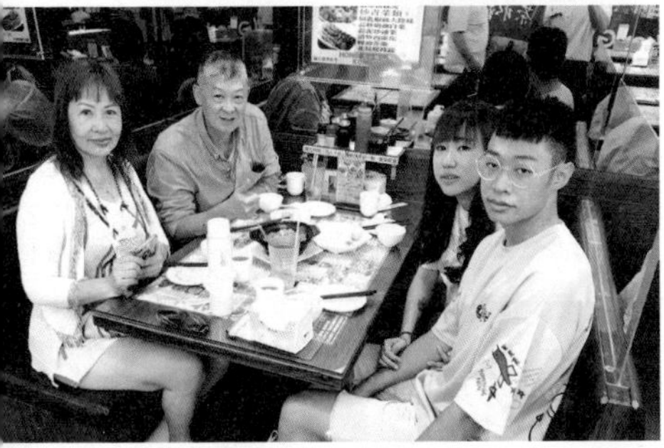

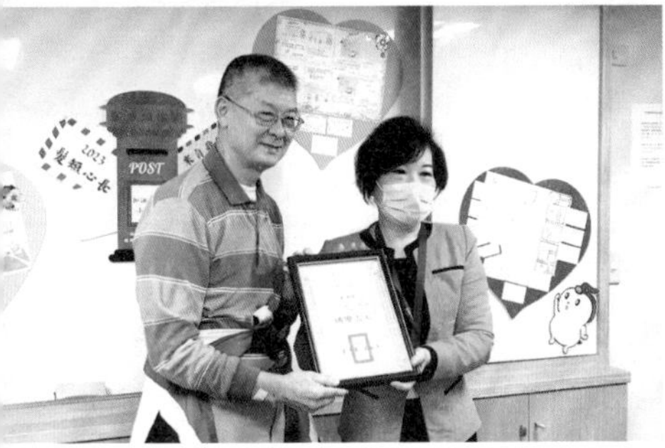

1 2
3
4

1、術後浙江行。
2、兒子北科大畢業。
3、術後於空二餐廳用餐。
4、台癌優良志工受獎。

人生黑暗期，五次化療的挑戰

接下來是五次化療，每一次都是一場考驗。第一次化療時，我能吃能喝，覺得身體尚能應付；但到第三次化療後，體力開始迅速下降，食慾不振，連走幾步都需要休息。每當身體極度虛弱時，我都會在病房裡細細品嚐 7-11 的茶葉蛋，那是唯一能找到的安慰。

最後一次化療後，身體幾乎被擊潰，回家後整個人陷入暈眩，甚至無法站立，被送進急診室後，立即被推進負壓式病房。那是我最接近死亡的一次，醫師告訴我，如果再晚一些進來，可能就再也無法醒來了。

經過漫長的治療，終於渡過癌症的最危險時期。儘管失去了部分聲音，但我仍然心懷感激，因為我還活著。

術後的每一段時間，我都定期回診，感受著醫師對我如家人般的照顧。每次見到他們，我都心存感恩，是他們幫助我渡過了這場生命的考驗。

灰暗病房裡的陽光，互相扶持的病友情誼

住院的日子，我總試著把那灰暗的病房變得有一絲陽光。病房裡的氣氛總是沉悶，癌友們大多沉默不語。我看著他們，心裡想：我們不能這樣被打敗。於是，我鼓起精神，用在飯店工作的服務熱忱，鼓勵他們多吃、多喝、多動，還要去曬曬太陽。慢慢地，我們之間的距離拉近了。偶爾，還會聚在一起打打小牌，聊聊生活，彼此扶持。

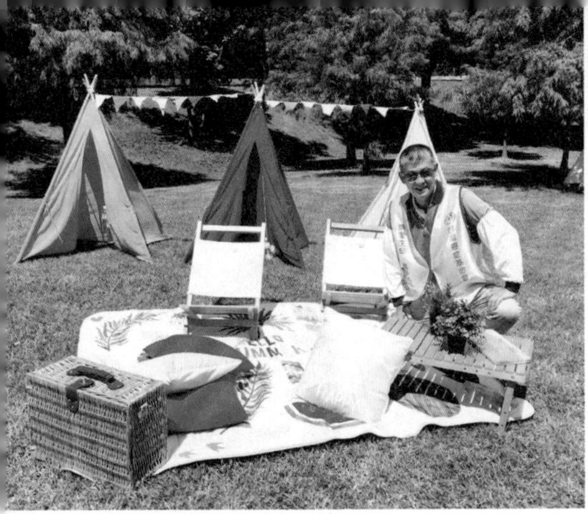

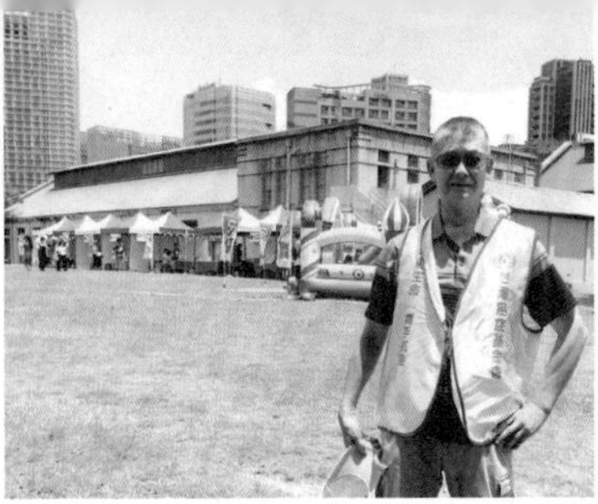

1 2

1、台癌華山志工活動。
2、台癌大湖志工活動。

回到飯店工作後，我的聲音仍未完全恢復，但我抓住每次員工訓練的機會，用啞啞嘶聲向大家分享我的抗癌經驗，提醒大家健康的重要性。癌前，我很會唱歌，癌後，我不再當歌王，而是成為癌症健康訊息的傳遞者。

傳遞抗癌經驗，陪伴他人走出陰霾

退休後，我開始思索人生：除了散步、旅遊、打牌，還能做什麼？某天，我看見社區裡的志工，大家不嫌髒、不喊累，默默付出臉上掛滿笑容。我心想，為什麼我不能當志工呢？

於是，查詢台北市的志工服務，發現成為志工需要申請和培訓。回診時，北醫的志工建議加入台灣癌症基金會，於是我成為捐髮組和關懷組的一員。這段過程讓我覺得，退休生活不僅充實，更有意義。

我曾是癌友，從診斷到治療，深知那段日子的艱難。這份經歷也讓我更有能力鼓勵其他病友。抗癌，不是個人的戰鬥，而是全家人的共同努力。我深信，只要我們保持樂觀，終會走出陰霾，看到陽光。

如今，我利用志工的身分，傳遞我的抗癌經驗，陪伴那些在疾病邊緣掙扎的人。與他們見面，傾聽他們心中的話，是我最大的快樂。這種陪伴讓我覺得，餘生將變得更加精采。

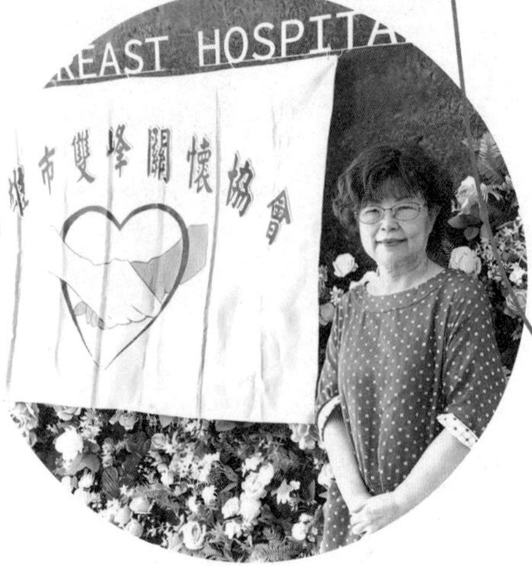

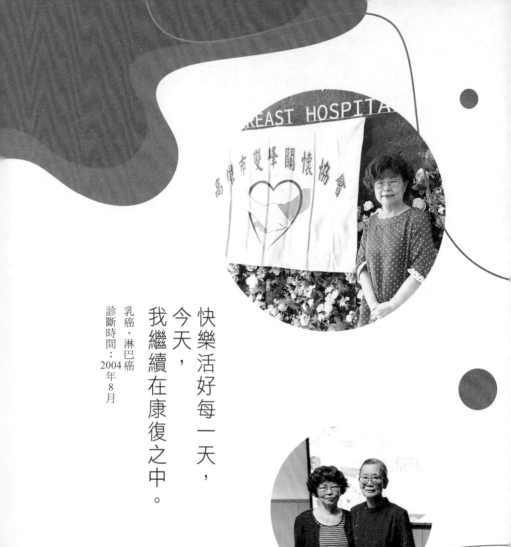

快樂活好每一天，
今天，
我繼續在康復之中。

乳癌、淋巴癌

診斷時間：2004年8月

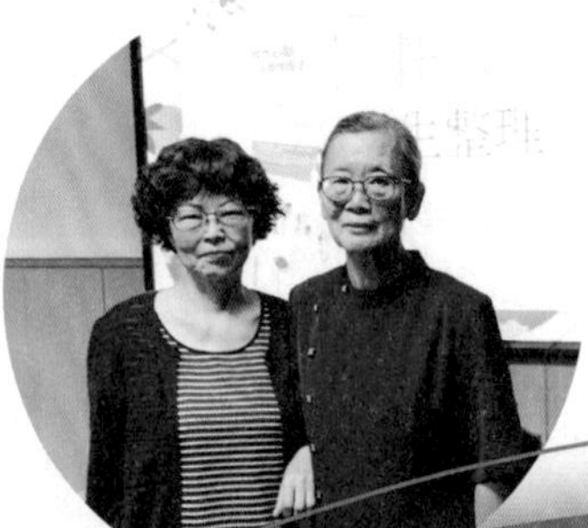

08

與癌同行，活出精采每一天

——徐梅清

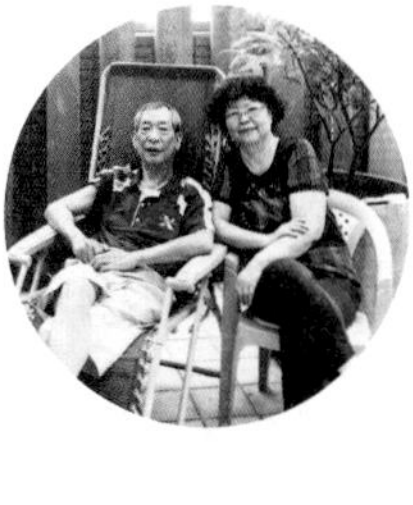

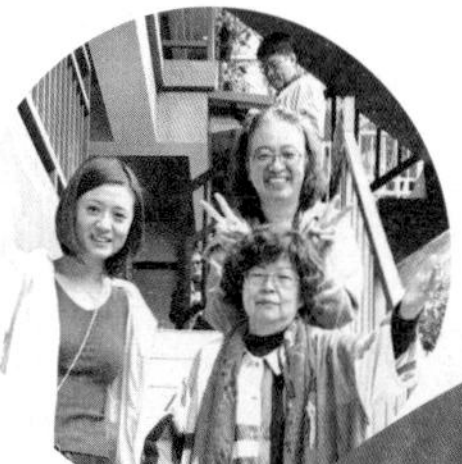

「是乳癌。」醫師的話猶如一道晴天霹靂，我簡直不敢相信自己的耳朵。我才五十歲，平時連感冒都少，怎麼可能罹癌？在那一刻，恐懼和困惑交織在我的腦海中。另一方面，因為姐姐也是乳癌患者，我心想：「還是來了……。」所以，我很快接受了事實並面對它！

癌細胞轉移肝臟，只剩一年的生命

「這不是真的吧？」我低聲對自己說，感覺心裡被沉重的石頭壓著。

接下來的日子，我開始了化療和放療。治療過程很艱辛，每天都像在與看不見的敵人戰鬥。身體日漸衰弱，頭髮也一撮一撮掉落，經常忍不住摸頭，先生看到之後就說：「我去理光頭，一起光頭就不會覺得怪怪的！」

一年後，當我以為終於可以重回正常生活時，卻是一個更壞的消息……。

「癌細胞已經轉移到肝臟了，數據顯示，可能還剩不到一年的時間。」醫師宣告。

這句話如同一把刀，直插我的心。我呆站在原地，感覺全身無力。剩下一年？我看著陪我來的丈夫，應該也是很震撼，但他努力保持鎮定：「不管發生什麼，我們都一起面對。」

多次復發，化放療成爲生活的一部分

自那之後，癌症像一個揮之不去的陰影，時不時回來敲打著我的生命。二〇〇六年，第一次復發；二〇一一年，淋巴癌又悄悄來襲；二〇一九年，骨轉移；二〇二〇年，再度復發。今年，第三次復發了。

五十次的化療、四十二次的放療，十五年的標靶藥物，幾乎變成生活的一部分。

口服標靶藥物的副作用並不是一件容易的事。每次服藥，雙腳的大腳趾溝裂開，疼痛不已。記得有次去美國奧勒岡探望懷孕的女兒，那裡冰天雪地，而我只能穿著夾腳拖，走在雪地裡，一步一步都疼得發抖。時常，我起床後去廚房準備早餐，路上留下了一串一串血腳印，心裡又疼又無奈。

隨著時間的推移，我開始學會與這些疼痛和平共處。轉念想，我還在繼續服藥，這表示我還在與疾病抗衡，意味著我還活著，多麼幸運！

治療多年，我有一個護理包，裡面擺滿各種修指甲和護理消毒傷口的工具。每天我都仔細照顧自己，甚至把這當作一種儀式。每次完成後，總會幫自己打一百分，鼓勵自己繼續堅持下去。

「對吃這種藥的人來說，算是細皮嫩肉了。」有一次，醫師來檢查我的手時，這麼說道，讓我感覺特別有成就感。

1
2
3

1、過年與家族兄弟姊妹兒女一同出遊，合影留念。
2、與先生一起獲得孫兒女頒發的「最佳爺爺奶奶獎」。
3、2024 年於維馨乳房外科醫院與 ABC 病友姐妹珍愛分享。

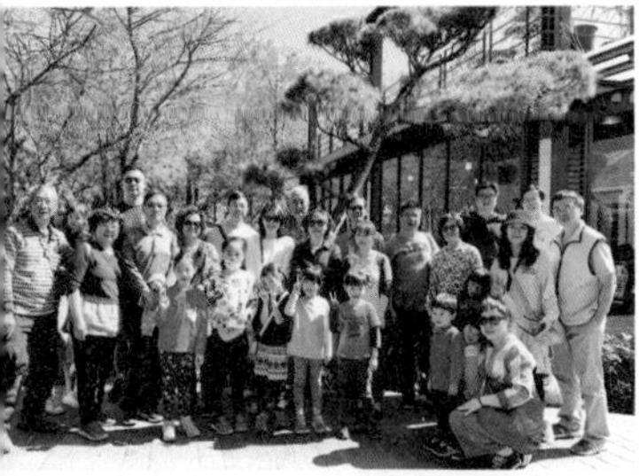

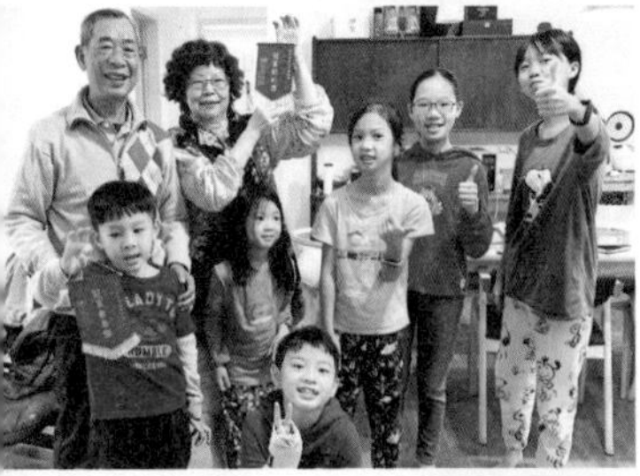

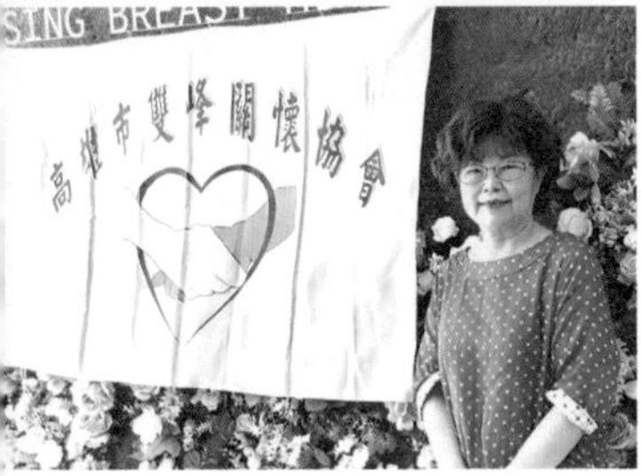

成爲志工分享經歷，是我現階段最重要的任務

隨著歲月的流逝，病情的反覆不僅影響了我，也牽動著整個家庭。每次病情有變化，全家人都會隨著我的情況或喜或憂。

先生無怨無悔地陪著我，孩子們總是想方設法讓我開心。現在孩子們一個個成家立業，甚至擁有六個孫子時，我感到無比欣慰。這些喜悅彌補了病痛帶來的苦楚。

我有兩件事特別自豪。第一次復發後，每天都害怕天亮，面對無止盡的痛苦，但我告訴自己，不能一直消沉下去。於是，制訂了一個生活計劃，在慢慢恢復體力的同時，也重新找回生活的快樂。

第二件事，是成為了一名志工。六十歲退休後，決定把我的經歷分享給更多的病友，希望他們能從中找到力量。「我想當志工！」我走進雙峰關懷協會時，毫不猶豫地告訴他們，能夠看到病友們因為我的分享而重燃希望，是我最大的快樂。

在這一路上，我也陪伴了許多病友走過人生的最後一段路，每當收到他們家人的感謝訊息時，心裡總是充滿了安慰。

有一次在治療室裡，親耳聽到隔壁病友低聲說：「她得了兩個癌症，還復發了三次，還能這麼堅強，那我們應該也有希望吧！」我笑了，心裡感激不已。我知道，上蒼給了我很多厚待，能夠當志工並分享我的罹癌過程，這應該就是我此生的任務。

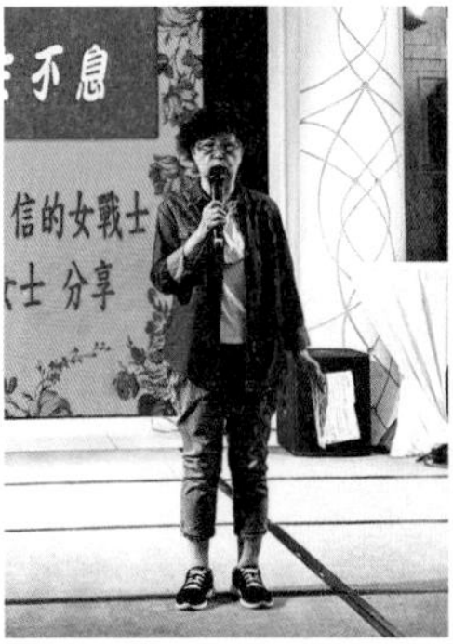

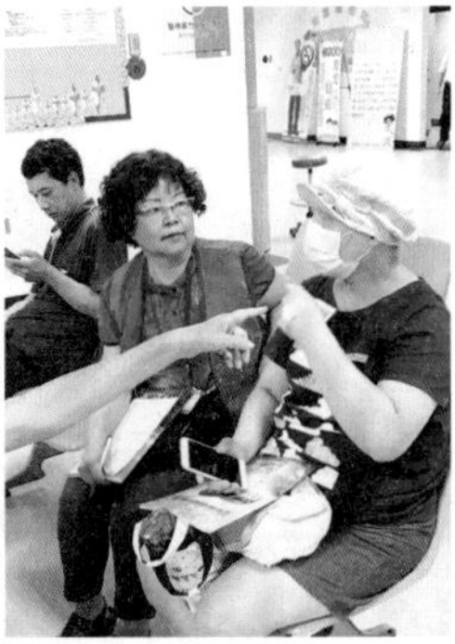

1 2

1、2022 年雙峰關懷協會年終餐會受邀分享演講。
2、高雄市立聯合醫院門診候診室關懷病友。

轉念，讓我重新看待生命

二〇二〇年時，兩個癌症同時復發，腹水和肺積水讓我幾乎無法呼吸。醫師告訴家人：「最多只能活三個月了。」但我不願意就這樣放棄自己，於是我為自己設定新的目標，每天早上七點起床，做輕度運動，接著拿拐杖及推著菜籃車去買菜，為自己下廚做一頓豐盛的早餐，再到陽台澆花種菜，不斷鼓勵自己：「我可以的！」

三個月後，我的體重不僅從三十九公斤增加到四十九公斤，繼續邀請家人回來吃飯，到和朋友一起打麻將，每一件事都讓我感受我還活著。

如今，我已經七十歲了，頭髮稀疏，身上滿是戰鬥的痕跡。但這一切，並沒有讓我停止對生活的熱愛，我學會了與癌細胞對話，學會了接受它們的存在，也學會了在有限的日子裡快樂地活著。

罹癌至今，體會到「生命是一個禮物，我拿到好大的禮物。」我更對自己說：「每一個今天，都是值得慶祝的勝利。」

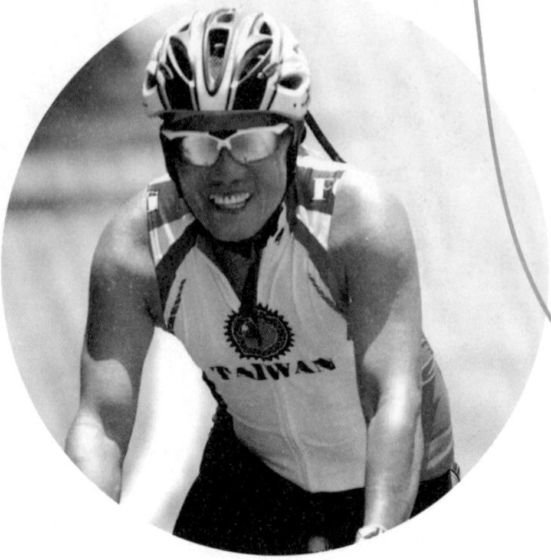

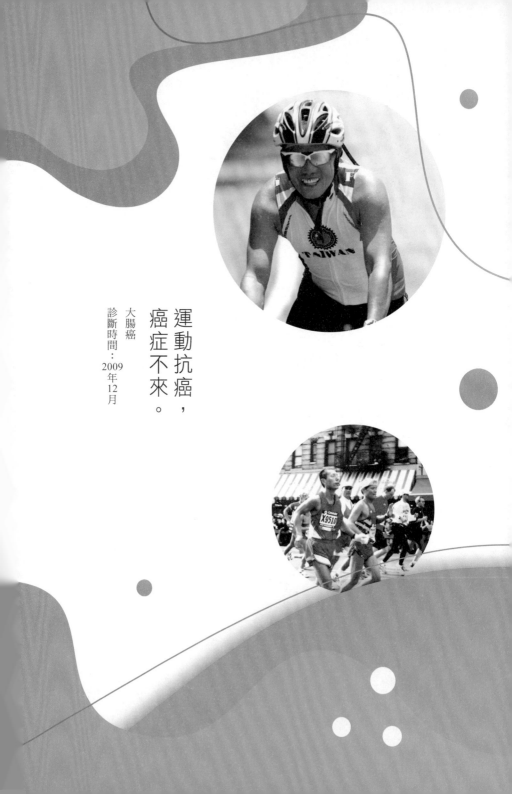

運動抗癌，癌症不來。

大腸癌

診斷時間：2009年12月

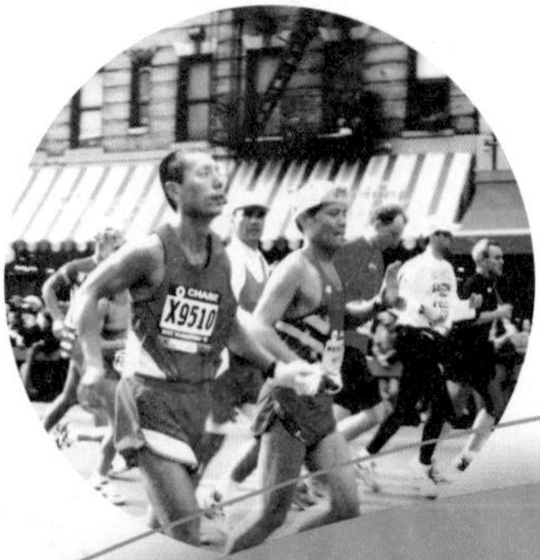

09

找到生命韌性，永不放棄的不倒騎士

——吳興傳

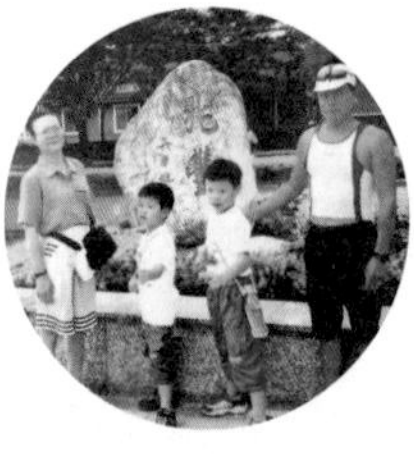

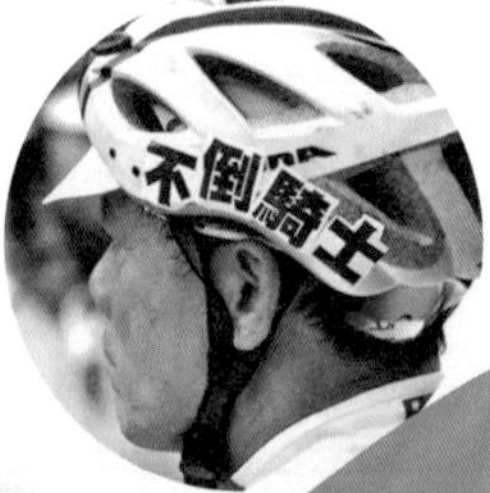

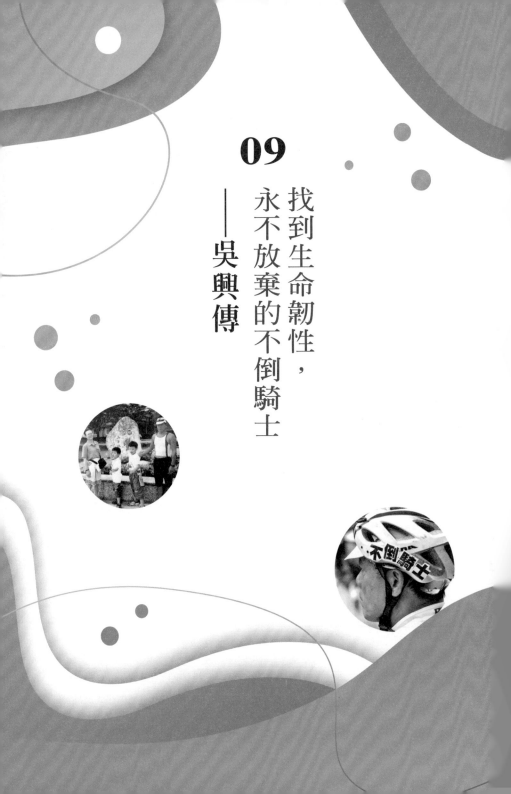

我的人生中充滿了挑戰，特別是在過去的二十多年裡，我參加了數百場馬拉松賽事，並在這條路上擔任視障馬拉松陪跑教練十二年。然而，二〇〇九年，命運給了我一記重擊——我和我的太太同時被診斷出癌症。

夫妻同時罹癌，命運的重擊

一切始於太太的病情。她被告知罹患卵巢癌，這一消息像晴天霹靂一般，打擊了我們的家庭。看到病房裡其他病人進進出出，我的內心也充滿了不安與恐懼，於是決定也做一下檢查。

幾天後，我被診斷出大腸癌，且已經是第三期。我經歷了手術，緊接著接受十二次的化療。「為什麼是我？」我是一名運動員，健康應該是我的代名詞，但此刻，癌症卻像陰影般籠罩著我的生活。

太太的病情日益嚴重，然而家中還有兩個年幼的孩子，我倆的化療時間不得不錯開，這樣的日子持續了六個多月。疲累感讓我數度興起放棄的念頭，在病榻前，崩潰向太太訴說也把我一起帶走吧。

隨著病情的惡化，太太的卵巢癌轉移到了腹部，醫師告訴我們需要簽下放棄急救的證明，那一刻，我茫然若失，面對未來，不知道該如何獨自照顧孩子。

在一個絕望的夜晚，我獨自坐在病床旁，腦海裡浮現出自己陪伴視障朋友們的那句話：「馬拉松的境界，就是要咬得住痛苦。」此刻，我的心境突然轉變。運動員不應輕言放棄，於是我開始重新思考

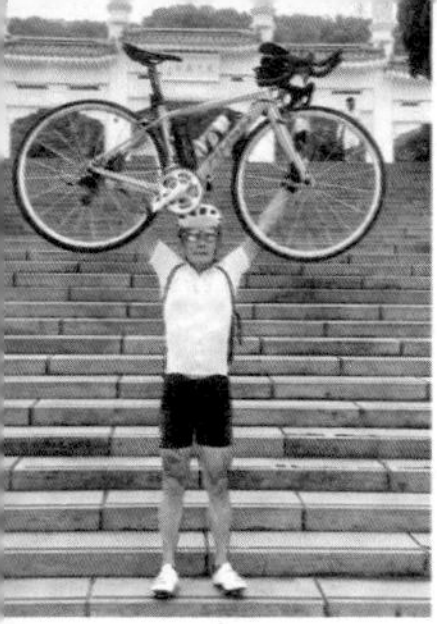

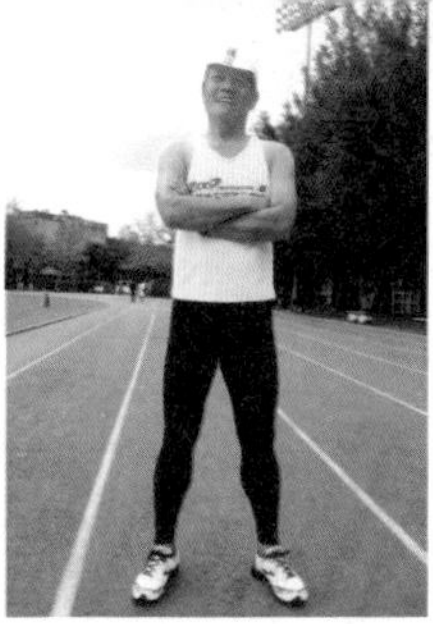

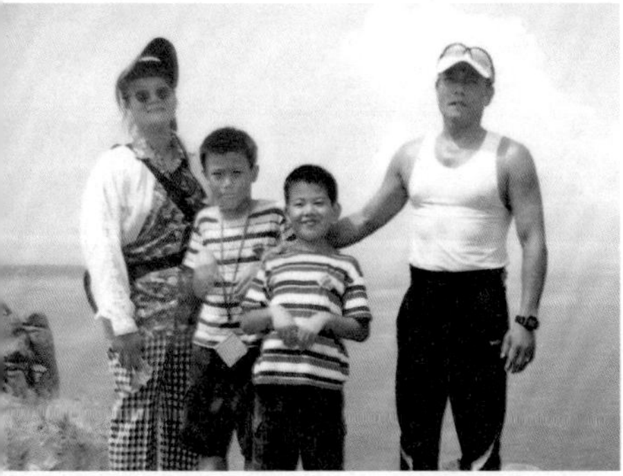

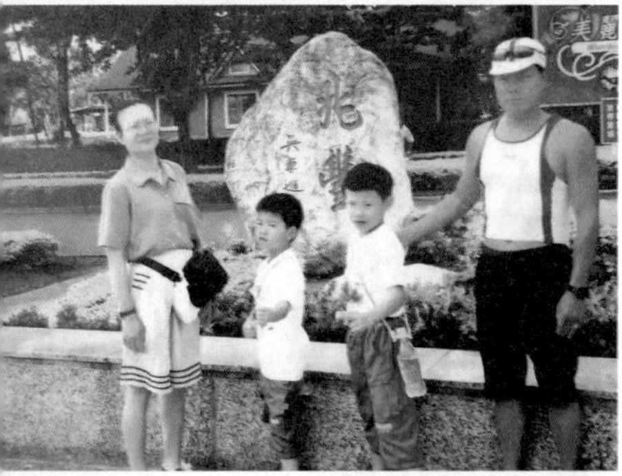

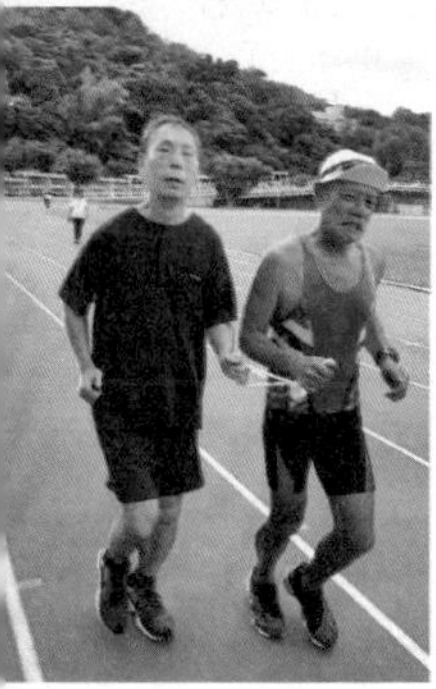

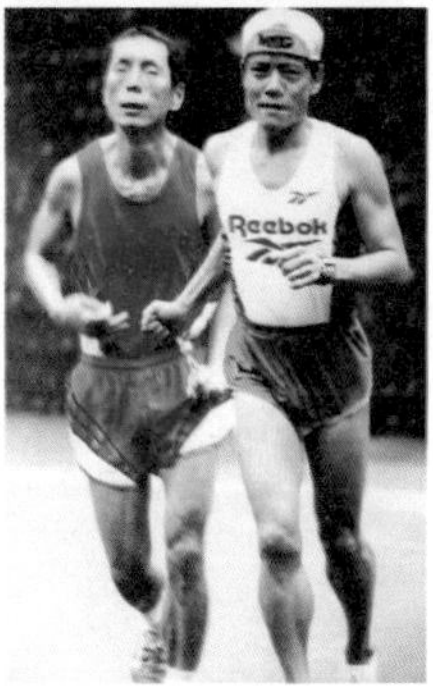

1 2
3
4
5 6

1、不倒騎士，永遠不倒！
2、馬拉松選手的自信。
3、與妻同時罹癌，癌症二字毀了美滿一切。
4、我們永遠需要一個家，家可以放置真情的靠岸。
5、完成別人的夢想，也是我的夢想。
6、一線希望一線牽。

自己的生活，不再沉浸在痛苦之中，而是要以更有意義的方式活下去。

老天爺要我活著，就是要我活得有意義

在太太臨終前，我向太太發誓：「無論如何，我會照顧好孩子，堅強地活下去。」她的眼中閃過一絲安慰，告訴我只要有一個人能活下去，她就放心了。

這一承諾成為我在逆境中的力量源泉，驅使我不斷前行。

出院後，我心中默默許下了一個承諾，我要對癌友做出貢獻，活得更有意義。

於是，我將運動推廣視為自己的使命，過去的二十年，我的運動生涯分為兩個階段：前十年是自我挑戰，後十年則是帶著視障朋友們追逐他們的運動夢。

如今，我希望能帶動更多癌友透過運動戰勝病魔，讓他們走出自我，活出信心。

「老天爺要我活著，就是要活得有意義。」化療不是唯一的療程，腳踏車環島同樣也是一種療程。

當醫師告訴我無法進行激烈運動時，我堅定地回應：「我還有很多事情想要做。」我深知，待在家裡絕對不是我想要的生活，我要勇敢追求自己的夢想，並幫助他人實現夢想。

於是在二〇一一年，我成立「台灣抗癌協會」並舉行第一屆癌友環台單車挑戰「不倒騎士 熱愛生命」。當時幾乎沒有資源，只有我和幾位志同道合的朋友。我們希望讓更多癌友走出戶外，迎向陽光，感受生命的美好。

在騎行的過程中，我們面對十幾度的溫差和各種挑戰，卻沒有一人願意放棄。對我們來說，下車是一種侮辱，每個人都懷著堅定的信念，繼續騎下去。

「下雨就是沖涼，月亮就是太陽！」我總是這麼鼓勵著癌友們，告訴他們癌症不等於死亡，面對病魔時的態度才是關鍵。

帶領癌友環台挑戰，讓每一步都充滿意義

在籌劃第一屆活動進行的途中，我的哥哥不幸因車禍去世。那一刻，我的心被撕裂，但我知道我必

須繼續前行。

「你放心走吧，我會繼續辦下去的。」我在心中發誓，只要還有一口氣，就一定會讓這項活動延續下去，幫助更多的人。

如今，「台灣抗癌協會」已經舉辦了十二屆癌友環台挑戰：單車環台、攀登玉山與泳渡日月潭。參加的癌友們也有上千位。他們在這個過程中，逐漸感受到「要活就要動」的重要性。這不僅是我的座右銘，更是心中最堅定的信念。每當看到癌友們露出的笑容，我知道，一切努力都是值得的！

「興傳，謝謝分享你的故事。」一位癌友在活動中對我說，眼中閃爍著希望的光芒。聽到這句話，心中湧起一股暖流，讓我更加堅信自己的選擇是對的。

我要讓更多人知道，癌症並不可怕，只要勇於接受挑戰，生命就會有新的意義。

1
2
3 4

1、明盲同步，勇闖未來。
2、堅持，是我的強項。
3、我運動不在挑戰生命，而是延續生命。
4、用生命影響生命。

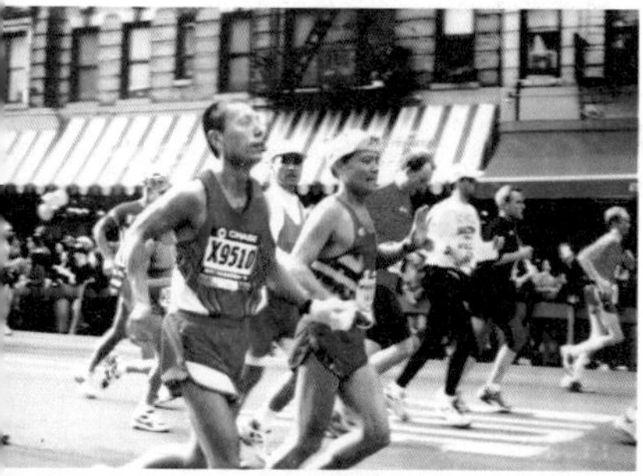

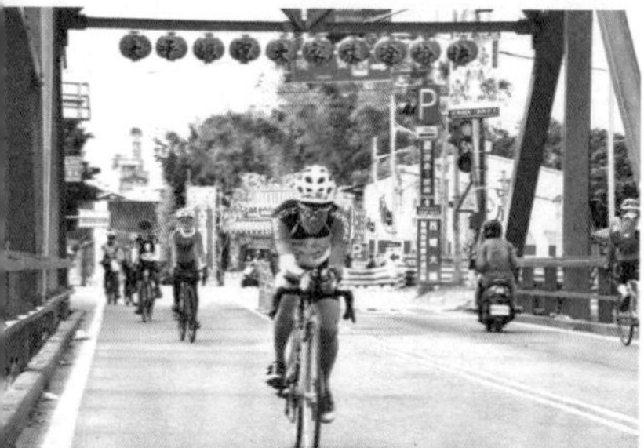

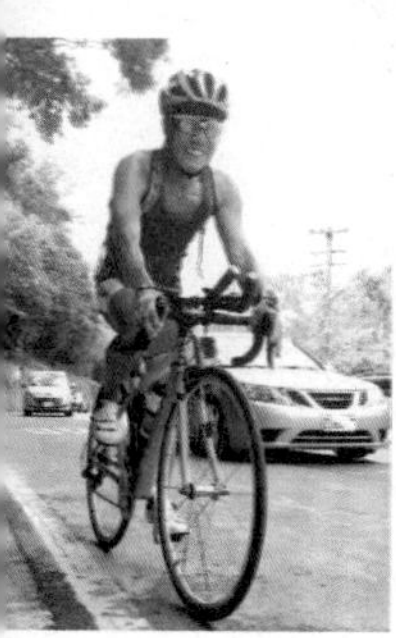

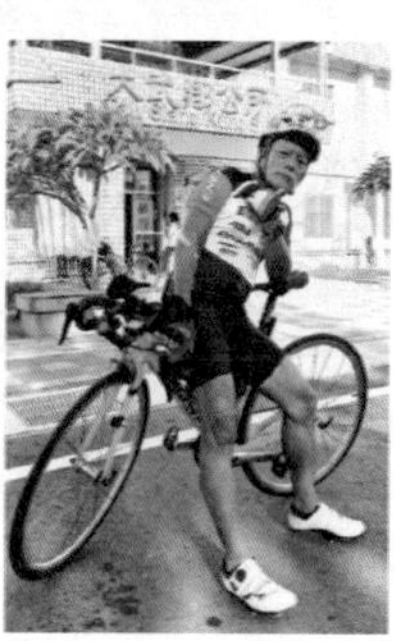

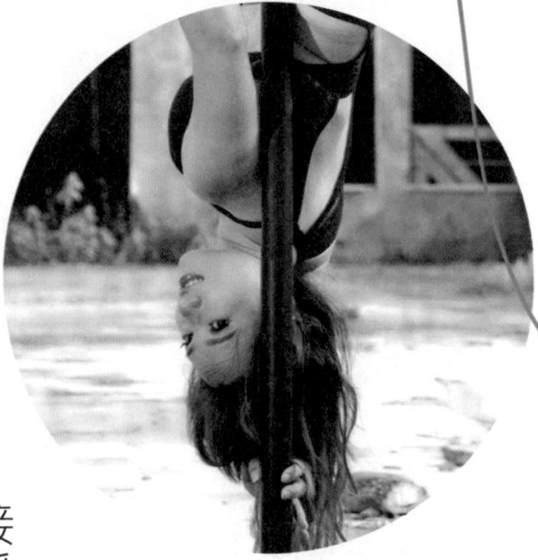

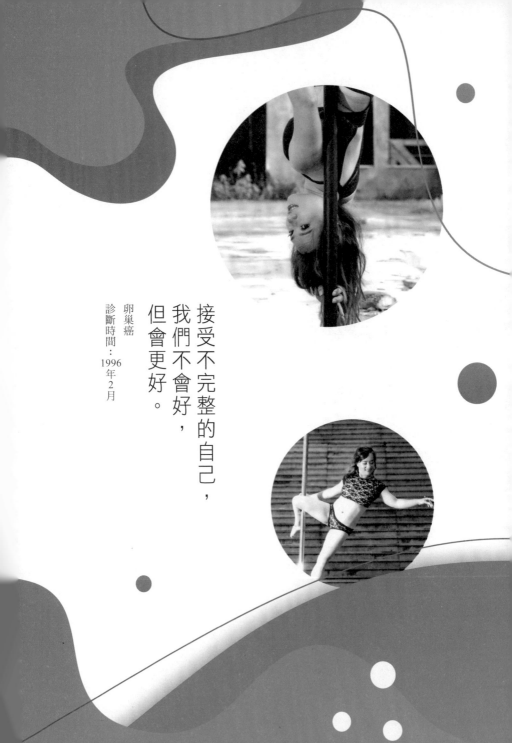

接受不完整的自己，
我們不會好，
但會更好。

卵巢癌
診斷時間：1996年2月

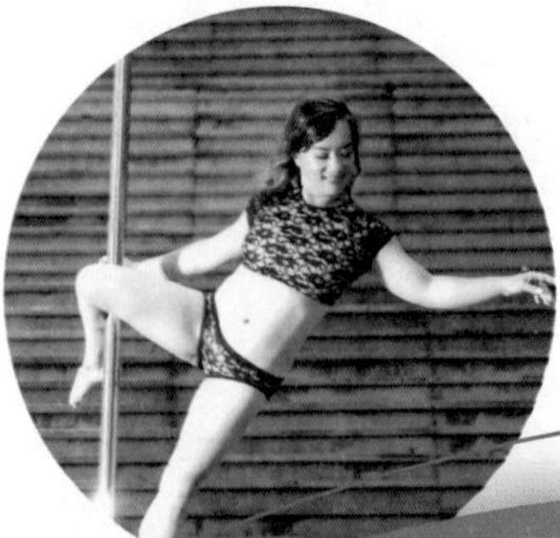

10

被命運按下暫停鍵的疾轉人生

——盧崇璞

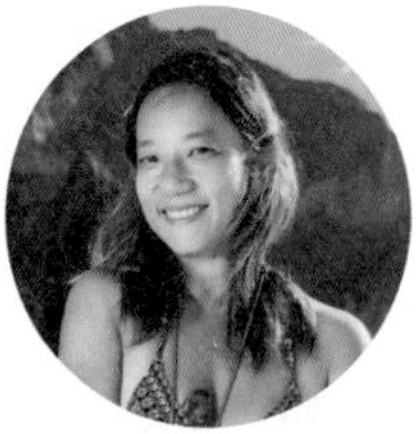

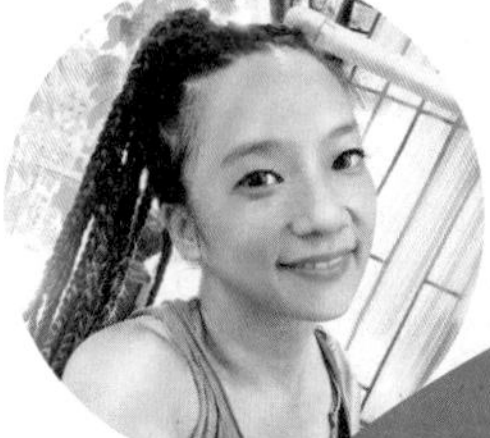

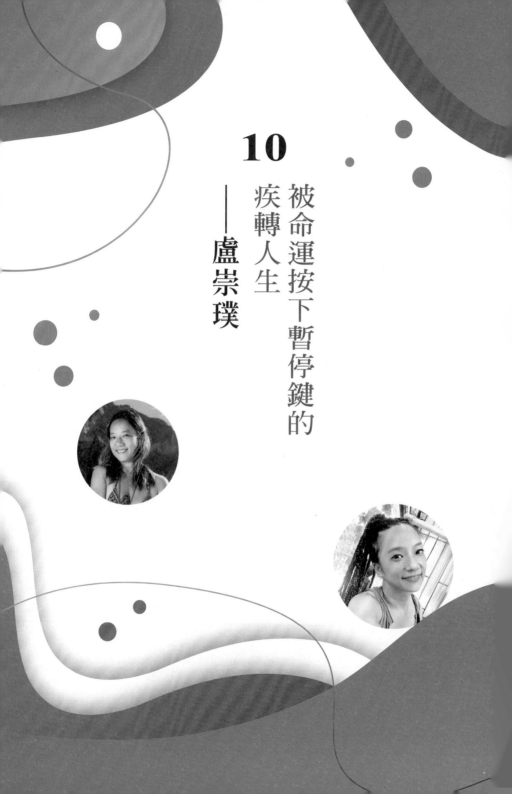

某天洗澡時，無意間摸到肚子上的異樣，心裡泛起了一絲不安，告訴媽媽：「媽，我肚子裡好像有個硬硬的東西。」她輕輕一觸，臉色立刻變得凝重。隔天，我被帶到醫院，那是我第一次走進婦產科，內心充滿陌生與恐懼。

醫師輕輕按壓肚子後，皺起眉頭說：「需要馬上照超音波。」結果顯示，我的體內竟有一顆十公分大的腫瘤，兩週內必須手術。

身體不再屬於我，無法預見的化療疼痛

我帶著漫畫進了台大醫院，心想這不過是場手術，很快就能回家休息，沒想到情況比預期嚴重得多。手術中，醫師發現不只一顆腫瘤，而是三顆，其中一顆已經擴散，癌細胞早悄悄入侵我的身體。這場持續了整整四個小時的手術，讓我失去了一邊的卵巢。

癌細胞化驗結果是卵巢癌1C期，儘管手術時已經清除大半，還是建議化療。那時的我天真地以為，化療不過走個流程，跟手術沒什麼兩樣，只想趕快回家過年。

沒想到，化療遠比想像殘酷得多。第一次化療那天，我懷著輕鬆的心情，帶著漫畫和一個小包就進了病房。直到藥物開始慢慢進入體內，身體瞬間變得不再屬於自己。

我無法預見的疼痛，一波接著一波襲來。頭痛、嘔吐、全身像被撕裂，骨頭彷彿在燃燒。那每次的抽血、插針，血管早已僵硬，實習醫師找不到合適的血管，每一次下針都失敗，我忍著疼痛，還要安慰他們：「沒關係，我的血管就是難找。」看著他們感到抱歉的神情，我反而覺得自己才是應該

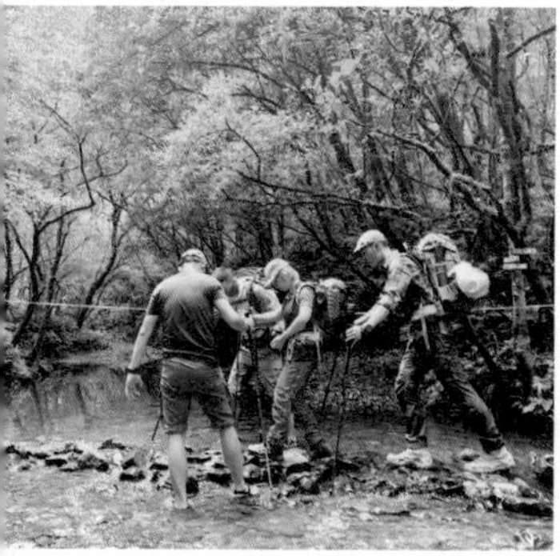

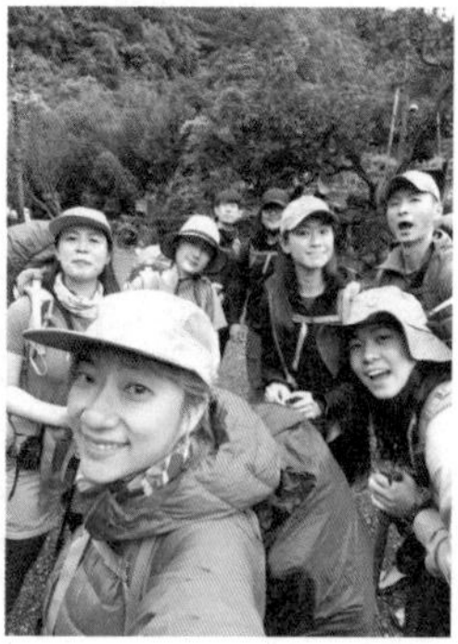

1　2

1、2022 年與企業合作完成 50 公里長路計劃。
2、中風後的冒險，軀體上有家人朋友的協助，精神上只有自己與自己對話。

道歉的人。

第一次療程儘管只有短短五天，卻將我從四十五公斤折磨到三十六公斤。每一次站起來，都要耗盡全力；每一口飯，都像在咀嚼鐵塊。那些因為化療留下的黑色針孔，二十五年過去，依然在我的手上留下了深刻的痕跡，到現在還能記得右手有二十五個針孔、左手有十九個，甚至還能分析出下針在哪個部位最痛，哪個部位不痛。

人生有時候就是需要當頭棒喝，才會義無反顧

第一次化療後，過肩的秀髮們還好好待在我的頭上：「好險，看來我和A床阿姨一樣不會掉髮。」我暗中慶幸。

沒想到過了一週，竟發現頭髮一縷一縷順著水流滑落。我站在鏡子前，手裡捧著掉落的髮絲，恐懼和無助像潮水般淹沒了我。

十七歲的我，無法接受這一切，卻只能默默綁起僅剩的頭髮再也不拆下，假裝一切都還好。

當媽媽帶我去買假髮時，老闆娘毫不猶豫梳下剩不多的頭髮，再拿把剪刀大氣地剪剩下的部分。我不再有選擇餘地，櫥窗裡的假頭已經不再是童年夢魘，反而成為我的新現實。

多年後，我依然記得那段經歷。化療、掉髮、疼痛，都成為了我成長的一部分。光頭的我，帶著一絲驕傲和不屈，走過人生的街頭巷尾。那段痛苦的時光，成就如今的我。

三十歲腦出血，只要還活著，就繼續前行

大學四年，我的生活總在教室與醫院之間穿梭。化療的痛苦還未完全消退，緊接著便是椎間盤突出手術。我曾懷疑，這樣的身體還能否支撐我的夢想？但在畢業那天，我明白了，與其畏懼未知的明天，不如緊握當下。

於是二十二歲起，我拚命地活著，因為不知道生命何時會按下「停止鍵」。我不斷挑戰自我，完成泳渡日月潭、嘗試衝浪、學習鋼管舞、參加國際比賽並擔任評審，還成為蔡依林《2013Myself世界巡迴》演唱會的鋼管顧問。三十五歲，成立台灣第一家空中舞蹈公司，隨後背上背包，開始環遊世界。我與自己許下的約定：只要活著，每一天都不能浪費。

然而，命運總是充滿變數。三十八歲又八個月的某天，突然腦出血造成左半身癱瘓，身體彷彿被切割成兩半，我必須在短時間接受「半邊的自己」。

我曾問過父母：「化療與中風哪個更可怕？」我不知道，只覺得一樣都看不到終點。我只知道要帶著半邊的身體繼續做喜歡的事：繼續跳舞、繼續運動、繼續台灣旅行、出國當背包客。

「我不會痊癒，但我會變得更好。」帶著這樣的信念，很多人問我，為什麼能這麼樂觀？因為，我曾經戰勝癌症，中風又算得了什麼？

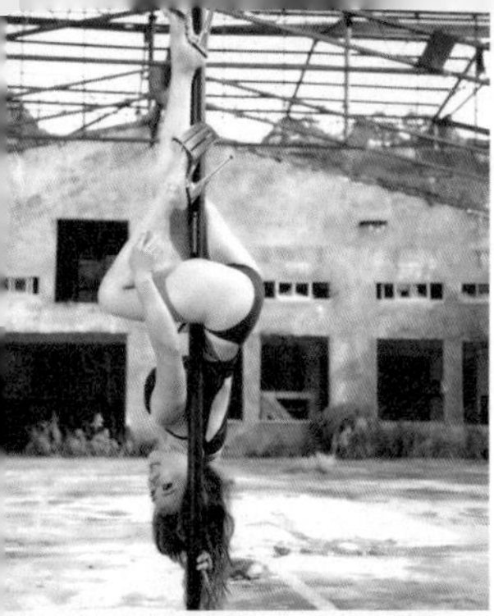

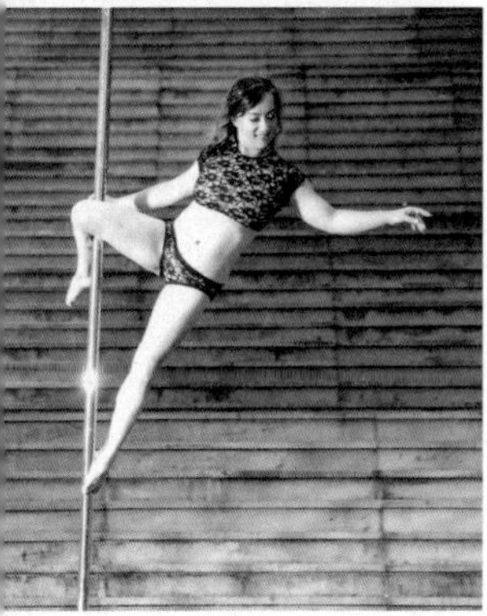

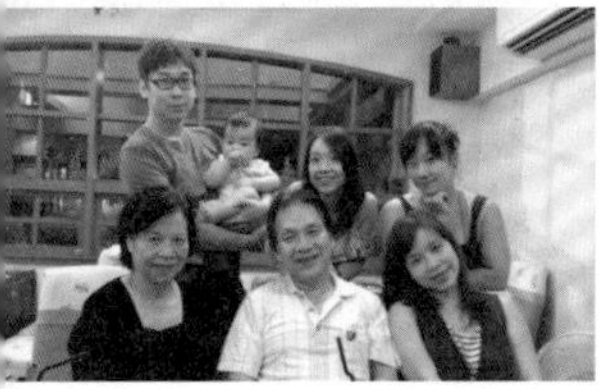

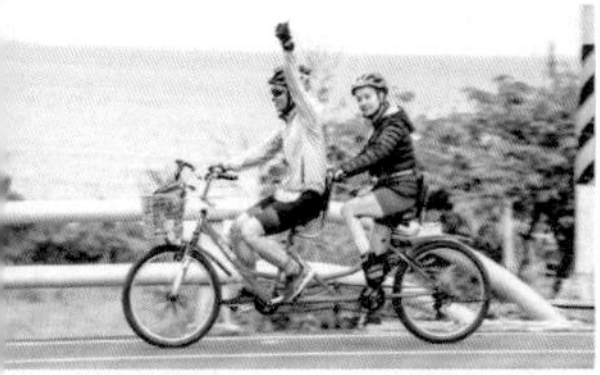

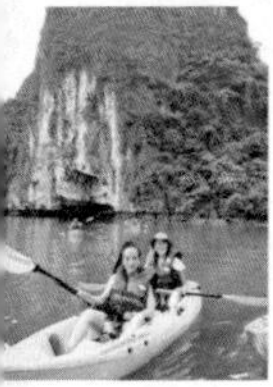

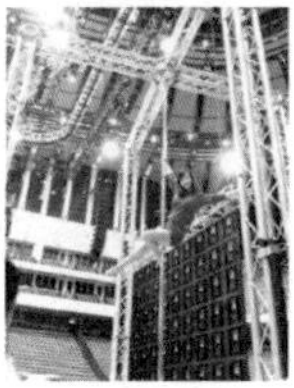

1
2
3
4
5 6

1、很多時候倒著看世界，會有更多不一樣的思維。
2、鋼管是我最愛的運動和藝術呈現，給了我新的生命。
3、我最愛的，也是最愛我的強力精神後盾──家人。
4、就算騎到抽筋，看到鏡頭也要笑著面對。
5、繼續玩下去是我認真活著最大的目的。
6、為了 Jolin 的安全，我是台北小巨蛋上鋼管的第一人。

這就是我的人生信念：只要還活著，就繼續前行、繼續玩下去。

三十年抗癌之路，用自媒體傳遞生命力量

罹病經驗近三十年，我透過自媒體分享如何生活的影片，放在 YouTube 上幫助那些需要的人。我也和一位洗腎的朋友共同創立了 Podcast《疾轉人生相談室》，不僅分享我與病痛抗爭的故事，也邀請不同傷殘級別和重大疾病的朋友，一起來分享他們的經歷。

病痛不僅是病人的挑戰，陪伴的家人和朋友同樣需要關懷與同理。我希望我的 Podcast 能為病友和照顧者帶來些許安慰與喘息。

這就是我的人生：生命沒有奇蹟，只有累積。或許你覺得某階段有奇蹟出現，但其實都是你累積出來的成果。無論路途多艱難，我選擇笑著面對！

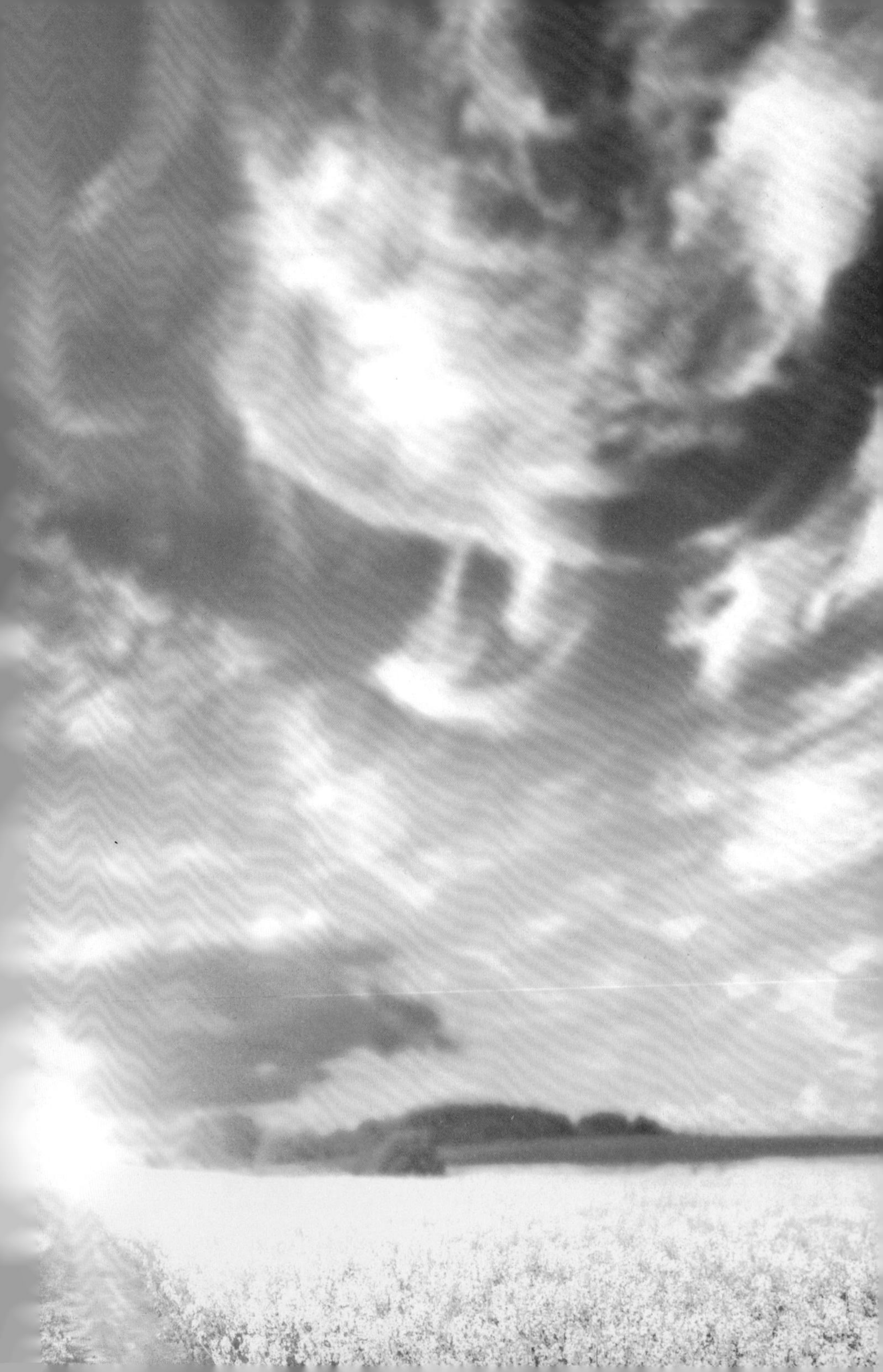

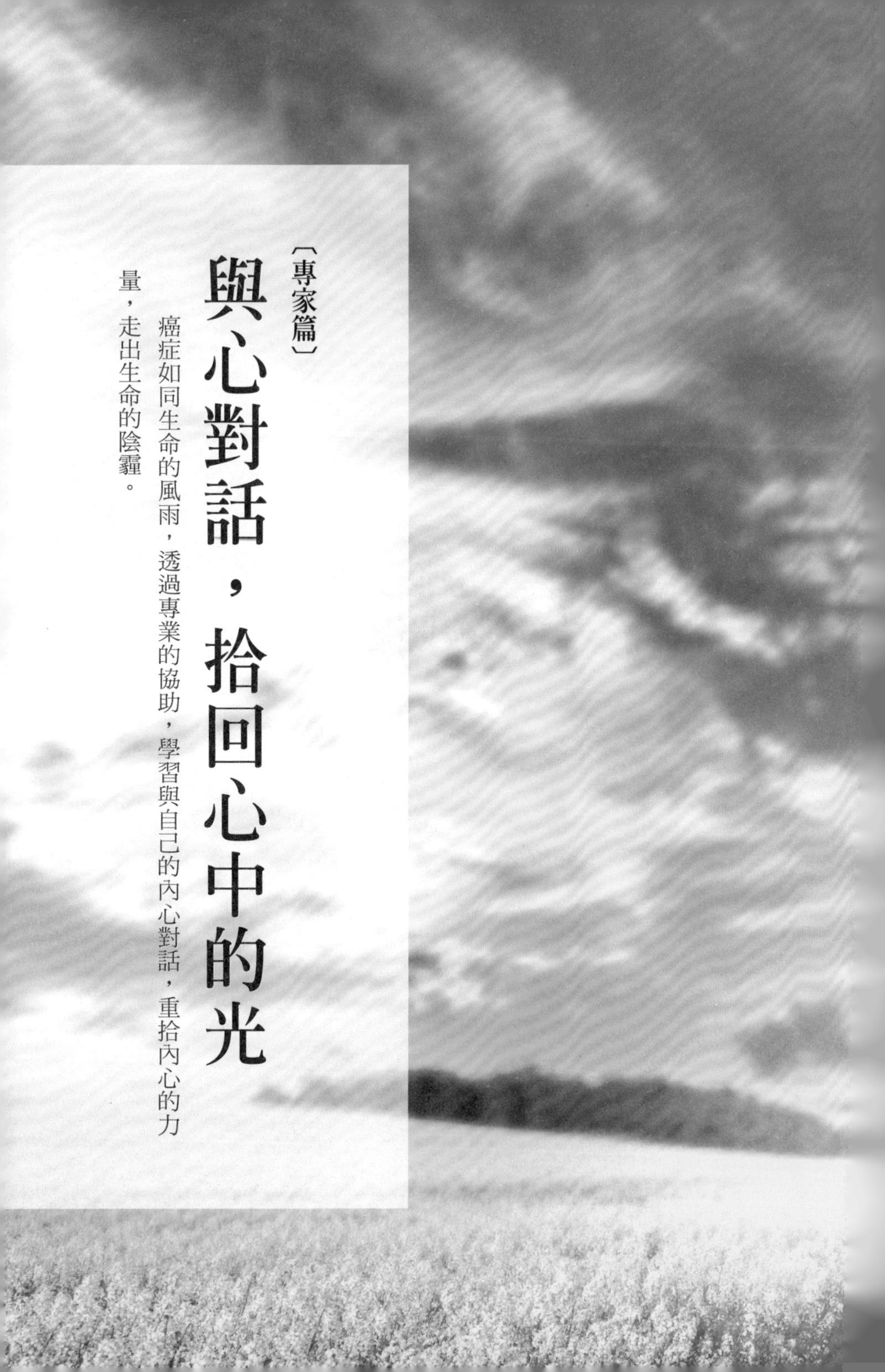

〔專家篇〕

與心對話，拾回心中的光

癌症如同生命的風雨，透過專業的協助，學習與自己的內心對話，重拾內心的力量，走出生命的陰霾。

Part 1
抗癌路上，每個人的身與心都需要好好被照顧

在抗癌路上，旁人的支持很重要，癌友需將自身狀況與需求提出，才能在不同關係中獲得協助，而非獨自面對抗癌之路。同時，照顧者在為所愛之人付出的同時，也別忽略觀照自己的需要，為自己的心預留一個喘息的空間。

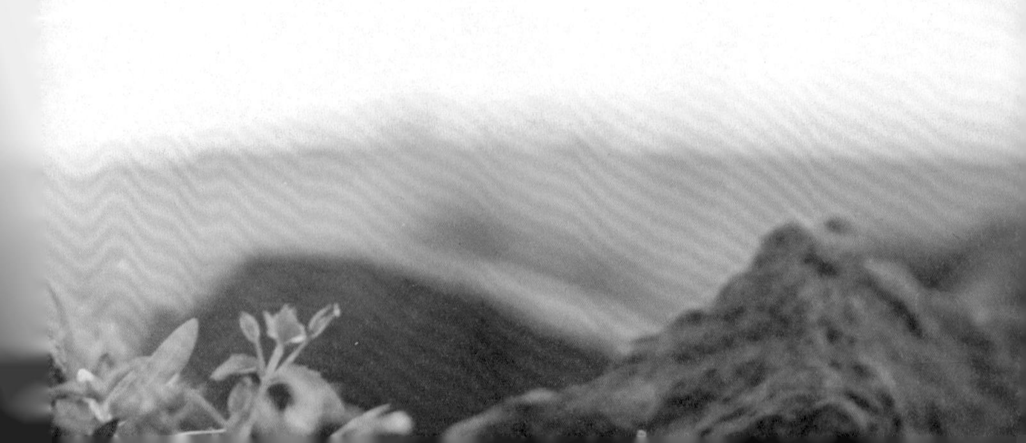

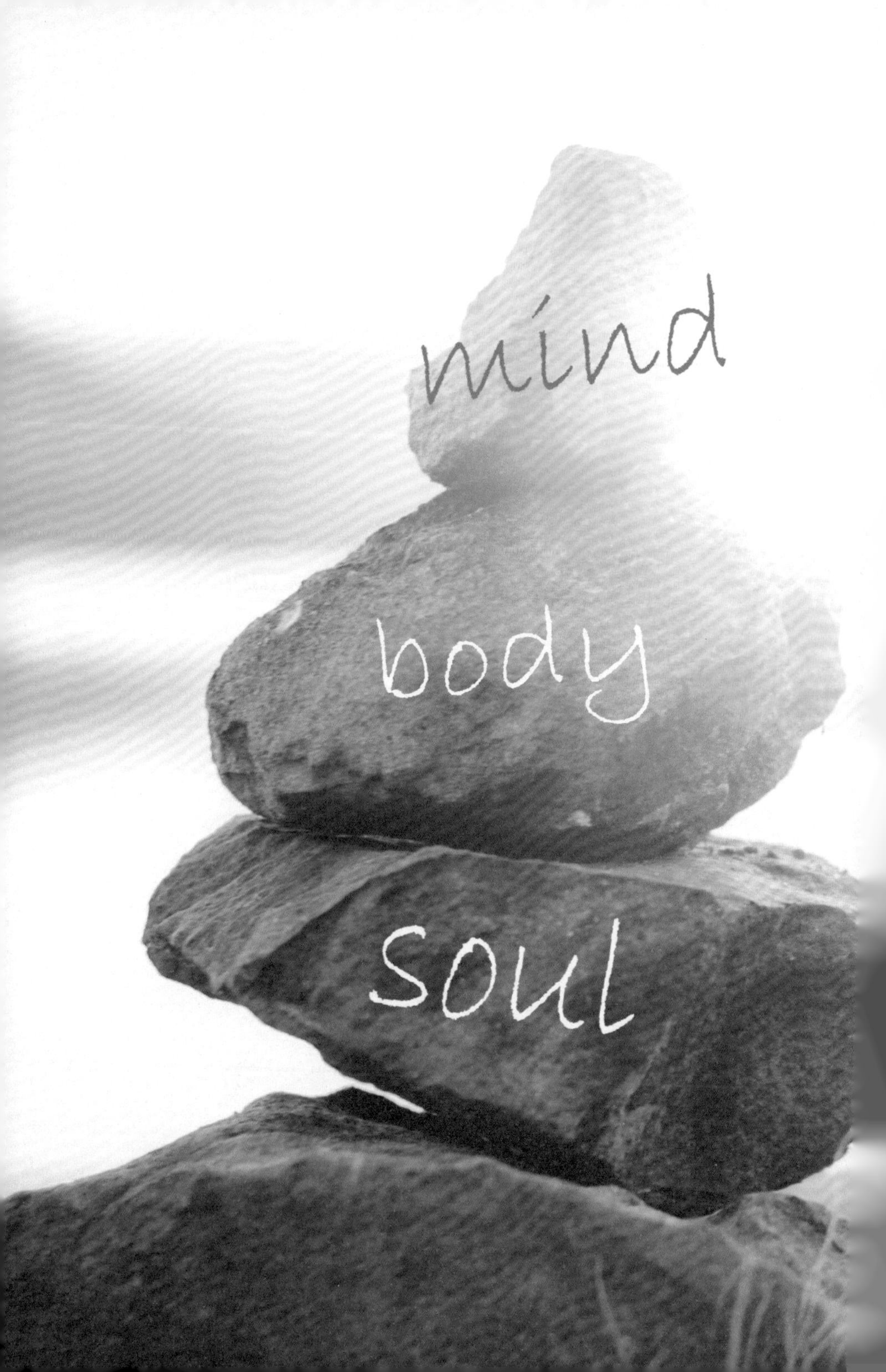
mind
body
soul

01

觀念篇

治療復原，是身也是心的功課

諮詢專家／財團法人亞太心理腫瘤學交流基金會董事長、
馬偕紀念醫院安寧療護教育示範中心主任／
精神醫學部資深主治醫師　方俊凱
國立臺中教育大學諮商與應用心理學系助理教授
方嘉琦
編輯整理／劉曉彤、李佳欣

抗癌過程中，除了腫瘤本身，因罹癌導致的情緒困擾與心理壓力往往也影響病友的生活品質與治療進展。因此，近年國際間越來越重視癌症病人的心理照顧，從確診、治療甚至日後復發，都提供病人專業的心理支持。

不論是初診罹癌，還是癌症治療後再度復發，癌症一旦出現在生命中，影響至關重大，對身體、心理都有重大打擊和考驗。不論是對自我的懷疑、面對外在的眼光，又或者在治療過程中的抉擇，都常讓癌友倍感壓力。

有別於過去對癌症治療重點多放在手術、化療、標靶等對抗癌細胞的方法，近年，越來越多醫療團隊開始重視癌友的心理健康，除了增設癌症個管師解答癌友治療過程的各種疑惑、減少焦慮，也會主動關照癌友的情緒、壓力狀態，將心理諮詢或相關諮商轉介納入癌症照顧的服務項目。

國際間更興起心理腫瘤學，訓練專業人員結合腫瘤學與心理學的跨專業，理解和回應癌友在整個疾病歷程中的心理需求，提供最全面、有效的治療方案。

心理腫瘤學興起，癌友身心靈的需求都要照顧

財團法人亞太心理腫瘤學交流基金會董事長，同時也是台北馬偕紀念醫院精神醫學部的方俊凱醫師表示，這意味著現在的醫療人員不僅要專注癌症對身體的影響，也同時要掌握，並懂得處理癌症對癌友在情緒、行為及心理狀態的影響。

心理腫瘤學不僅僅是心理學或精神科的一個分支，而是與血液腫瘤科、放射腫瘤科、免疫腫瘤科等其他腫瘤學科相似，都是專業導向的學科。是以腫瘤學為核心來處理與癌症相關的各種問題。

以乳癌治療為例，許多癌友在治療結束後，會使用荷爾蒙抑制劑（例如 Tamoxifen）預防乳癌復發。倘若癌友同時因精神困擾服用抗憂鬱劑藥物（例如 Paroxetine），藥物與荷爾蒙製劑間的交互作用，可能導致兩個藥物在肝臟的代謝，會受到肝臟酵素的影響，進而改變藥物的血中濃度。

一旦荷爾蒙製劑效果被削弱，有可能提升癌症復發的機率。因此，若醫師不具備腫瘤學與精神醫學的雙重知識，就很難預防或避免交互作用帶來的不良後果。

由於心理腫瘤學所採取的視角，強調醫師需具備心理支持患者的能力，因此癌友在面對癌症治療時，更能保持心理上的穩定、適應疾病，進而維持治療的順從性和療效的穩定性。

且相較要在原本的治療團隊外另尋諮商或掛精神科，若原本的醫療團隊就能提供支持協助，癌友也能減輕四處搜尋資訊的心理負擔。

方俊凱分享案例，有癌友曾因跟主治醫師產生溝通上的嫌隙，由於醫師只關照癌症的治療方案，病友又隱藏自己內心的焦慮，結果在一次溝通上產生誤會後，讓病人差點對後續治療產生迴避心態。後來病人找上方俊凱，他陪著患者一步步找出焦慮背後的原因，加以開導，最後病人不再糾結，也持續原本的治療計劃。

心理諮商深層陪伴，重拾內心力量

事實上，心理諮商對於病友的支持面向非常多元。國立臺中教育大學諮商與應用心理學系

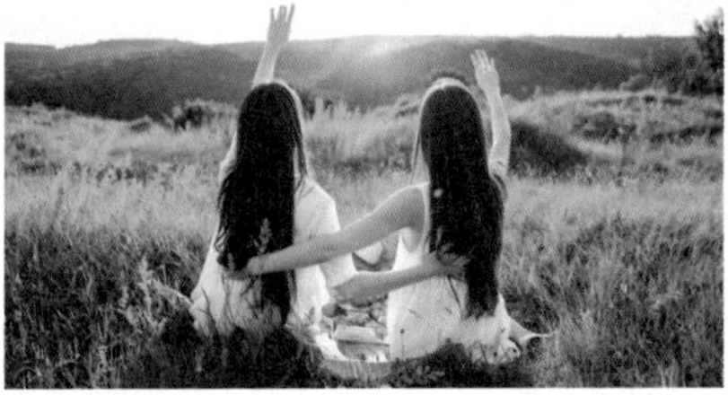

方嘉琦助理教授表示，罹患癌症後，我們面對的不僅僅是身體健康的挑戰，因為疾病也會同時深刻影響人們的心理與情感世界，因而激發出許多隱藏已久的重要議題。

例如，癌友們可能會開始重新審視自我接納的問題、重新面對與家人的關係、意識到自己長期以來對壓力的應對不足，甚至挑戰信仰或生命觀。這些複雜而深刻的問題往往難以自己解決。心理諮商便能夠透過專業，幫助病患釐清、處理並調整這些心理與情感的難題。

癌症的診斷往往會像一陣風暴，攪動癌友心中的平靜海面。

面對癌症時，癌友往往會經歷起伏不定的情緒，如焦慮、恐懼、沮喪和憤怒，這些情感既真實又沉重。如果得不到溫柔的疏導，可能會逐漸沉澱，影響心理健康，甚至進而影響身體康復。

尤其，癌症的治療過程充滿了不確定性和壓力，包括身體的不適、治療的副作用、與醫療團隊的溝通，以及經濟和家庭方面的壓力，癌友不一定有辦法獨自應對這些複雜的問題。

面對這些困境，心理諮商便是以專業的引導，包括情緒追溯、藝術治療、角色扮演等多元方式，讓病患能夠在安全的空間下，自由地表達和釋放情緒，並且嘗試探索、識別這些情緒的根源和模式。心理師也可能會與病友討論應對壓力的具體技巧，例如情緒調適、問題解決和壓力管理。

一旦病患學會如何調適自己的情緒，減少情感壓力，就有機會提升心理韌性來面對長期治

療。癌友也可以透過這些具體技巧，提升自我效能感，在面對未知時不再感到孤立無助，而是擁有更強的行動力、掌控感去面對挑戰。

就像極為著名的電影《心靈捕手》（*Good Will Hunting*），主角威爾（Will）原本總是對人高度防衛，因心理師尚恩（Sean）的真誠與同理而感到被理解才卸下心防，並在持續的對話、詰問下，逐漸面對童年被虐待的痛苦經驗，解開內心的困惑，最終變得更加堅強和找到人生的方向感。

陪伴癌友重新探索，擁抱內心世界

除了情緒，在罹癌的過程中，癌友有時候也不免對自身價值產生疑問，尤其是當外觀、體能和生活角色發生變化時，不僅可能使癌友對未來感到困惑，還可能引發深層的自我懷疑。例如，因化療掉髮而擔心對伴侶失去吸引力、害怕自理能力降低後，成為家庭的負擔；一位母親可能憂心無法再扮演照顧孩子的角色，進而感到無助與內疚；上班族對未來的職場生涯感到困惑，擔心無法像過去那樣有效率地完成工作內容；甚至懷疑自己是否還能回到原有的生活軌道。這些變化不僅影響自我價值感，還可能引發孤獨、焦慮，甚至出現對生命失去希望的情緒。

方嘉琦說，心理師也經常陪伴癌友接納並重新認識自我，找到新的生活意義和希望，從而更積極地面對未來的挑戰。有時，癌友也會開始重新思考人生的意義，並希望對生命價值有更深層的探討。

但也有些癌友在面對疾病時會感到迷失，無法理解自己為何要面對這樣的考驗，或無法找到足夠的內在力量來支撐自己走下去。此時，陪伴他們進一步探索自己的內心世界，並在這個過程中重新建構意義，是十分重要的一件事。例如，有癌友在諮商後，重新詮釋了生病的意義，將罹病視為一種挑戰，並找到積極的內涵，成為自己內心強大的信念支撐。

罹癌後，當然也常會改變癌友與家人、朋友之間的關係，有時會因情感疏遠或角色轉變，而引發額外的心理負擔，使癌友感到孤單和困惑。然而，家庭成員之間的相互理解，是很有力的支持網絡，會讓癌友在康復過程中，感受到更多的陪伴和力量。因此，心理諮商有時也會將重點放在提升癌友與家人、朋友的溝通能力，協助個案修復受損的關係。

癌友們一定要記得，**理解和處理自己的心理狀態，對於積極或持續抗癌，以及維持生活品質一定會有幫助，除了身體需要照顧，內心與情緒同樣值得被悉心照料。**

02

被照顧者篇

與他人談癌，適時求助不孤單

諮詢專家／財團法人亞太心理腫瘤學交流基金會董事長、馬偕紀念醫院安寧療護教育示範中心主任／精神醫學部資深主治醫師　方俊凱

編輯整理／劉曉彤

癌友在抗癌過程中，不僅面臨病痛，還需承受巨大心理壓力，如何與親友分享病情，爭取支持，往往成為最大的挑戰。許多癌友因家庭關係、害怕成為負擔、或擔心被汙名化而選擇隱瞞。面對這些困難，癌友應善用醫療團隊及心理專業，讓自己不必獨自承擔壓力。

對於癌友來說，罹癌後最常遇到、也是最早碰到的難關之一，就是「如何與他人分享病情」。當一個人剛被診斷出罹癌時，本就需要時間調整心情並接受身體的變化，更何況還要將這個事實再轉告身邊的親友。

但在抗癌路上，旁人的支持至關重要，癌友需將主動表達自身的狀況與需求，才能在不同關係中獲得協助，而不必孤身面對抗癌之路。

面對親近的家人或者工作中的夥伴，如何將罹癌的事實說出口，又如何恰到好處地說出，是需要練習的課題。

罹癌後難開口，須先瞭解「卡關」原因

每個癌友與家人關係的緊密度、日常溝通習慣都不同，遇到的困境也不盡相同，但大致上不出以下這些原因：

◎**家庭關係不佳**：若癌友和家人的關係本就緊張或惡劣，較可能擔心告知後，需再度面對未知的互動或加劇緊張的關係，因而選擇隱瞞病情，以免導致更多的情緒壓力。

◎**擔心成為他人負擔**：有些癌友通常是家中負擔經濟責任的人，擔心說出來會讓家人憂心、難過或對經濟來源感到壓力，便寧可先隱瞞自己的病情。

◎**自身情緒狀態低落**：有些癌友在面對疾病時情緒低落，甚至可能對治療失去信心，因此

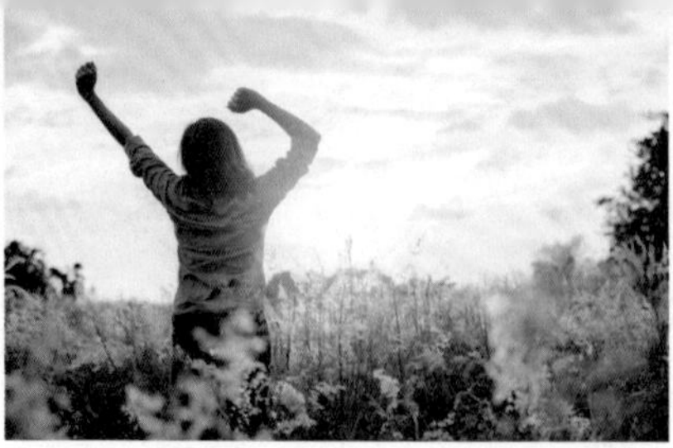

擔心告知後，家人的反應和壓力會讓自己更無法承受。

◎病患與家人不習慣溝通：有時候癌友不見得是不想開口，只是平時與家人溝通不多，或不習慣分享個人問題，也是可能會讓癌友隱瞞病情的因素。

◎擔心被汙名化：對像是罹患乳癌、子宮頸癌、攝護腺癌等與性器官相關的癌症時，有些人會害怕他人用異樣眼光看待，而選擇隱瞞。

面對這些狀況，癌友不妨依照自身狀況以及對家人關係，和他人的瞭解，選擇是否告知罹患狀況：

◎盡可能找到支持：在診間待久了，常會注意到每個癌友與家人的關係都有差異。有些癌友每次回診都有人陪同，陪伴者和癌友間相處融洽，便可預期癌友會與家人好好溝通，也有較好的凝聚力。這種狀況下，癌友通常可相對放心地將病情、治療過程中的不安向親友傾訴。

但也有些癌友常獨自回診，詢問家庭史會發現，家人間有心結尚未解開或是來往不多，以家庭心理學的角度來看，家庭內部問題解決能力不足，也使得他們難以想像溝通的正向成效，也不習慣向家人坦露自身的脆弱。

但人際支持對治療很重要，建議若向家人、朋友開口談病情都很困難，可嘗試與自己的醫療團隊訴說治療過程中的焦慮、不安，在最大程度上尋找人際支持。

◎**不論如何，先照顧自己的狀態：**若因疾病感到巨大壓力，有時確實難以向任何人訴說病情，這是一件十分正常的事。若還未準備好，就給自己時間，無需強求自己公布病情。

◎**評估對方對癌症的接受度：**好比對方會不會因此貼標籤或給予異樣眼光？若不確定對方的反應是否友善，考慮暫時不公開病情，可以避免不必要的情緒負擔，讓癌友能保持心理上的安適。

◎**對可能造成壓力的關心保持距離：**也可採取漸進式告知，根據對方的反應以及自己的感受，來決定進一步的交流深度。如果對方得知罹癌後，給予太積極的關心或不斷追問不想分享的細節，就可以點到為止，不需要做更進一步的交代。

◎**尋求心理腫瘤科醫師協助：**醫師在病情評估下，可利用心理學專業協助釐清矛盾、安排與心理師會談、促成多方溝通，協助癌友和家庭做出做合適選擇。因為當癌友選擇獨自承擔壓力，反而可能讓家人因缺乏資訊，無法正確理解病情，失去選擇合適治療方案的機會。

被期待要堅強、養家，男性癌友談癌更難

對於同時要照顧家中長輩和孩子的「三明治」族群來說，除了在乎治療結果外，更在意自己是否能繼續陪伴家人共同成長、老去。特別是對男性癌友來說，因常是家庭重要的經濟支柱，一旦因疾病影響工作，會擔心無法承擔原有責任。而在傳統的性別角色期待下，也

較難與他人表達自身脆弱，常常選擇獨自承擔壓力。但長期的隱忍，不僅讓情緒無處釋放，也阻礙他人理解其心理需求的機會。

阿棟是位事業有成的中年男子，年輕時為生活打拼，到中年好不容易成家立業，卻在這時候發現自己患有攝護腺癌。療程結束後，在一次門診追蹤，阿棟的抽血報告顯示某項關鍵指數突然飆高。他內心壓力很大，但面對醫師的關心，卻經常表現得泰然自若，始終未把擔憂跟旁人或醫療團隊說出口。

有一次，主治醫師跟阿棟討論病情時，為了讓他放鬆，便試圖以幽默的語氣說：「沒關係啦！你的孩子還很小，老婆也還年輕，如果你真的怎麼樣的話，會有人照顧你老婆跟小孩的。」

阿棟與主治醫師之間一向互動良好，但聽完這番話，被戳到軟肋的他，想到自己的家人既難過又不捨，氣得站起身來，憤而離開。

「我差點當場就打他。」憤懣的阿棟後來在我的門診回憶起這段經歷。

阿棟說：「我也知道我的反應有點太大，但我現在不知道如何面對主治醫師，又真的十分生氣。」

我告訴他：「我瞭解你的感受。但若可以，我鼓勵你與主治醫師坦誠溝通，告訴他你的感受。身體是自己的，在治療上不要衝動，而且回頭想想，醫師之前提供的治療方案，效果不錯。」他後來也慢慢釋懷，決定回頭找主治醫師道歉。

阿棟的反應很合理，因為治療過程中的內心不安沒有找到出口，隱忍到最後反而會一次性爆發。因此，如果能為自己找到一位信任的對象傾訴自身的不安，有助自己渡過難關。

有的時候，家人也沒有想像中的脆弱。

小陳年輕時是五星級飯店廚師，原本前途無量的他，同時也有酒精成癮的困擾。二十多年前，他曾在我的精神科就診。多年以後，我們再次相遇時，他已年過四十，被確診為頭頸癌。就在他罹癌的同時，姐姐也因癌症離世，這讓小陳更加擔心父母的照顧問題。後來，病情逐漸惡化，住院時間越來越長，思忖著是否要轉入安寧病房，卻又擔心家人無法接受這個決定。

在一個偶然的機會中，我遇到小陳的母親，他母親竟告訴我，家人們也正在考慮讓小陳轉入安寧病房。我告訴她，其實小陳因為擔心家人的感受，才遲遲沒有做出決定，建議家人找他好好談一談。最終，大家敞開心扉談了彼此的心裡話，小陳也在這份理解與支持下，決定轉入安寧病房。

像阿棟和小陳這樣堅強且有責任感的癌友，面對熟悉的人，反而更難表達自己的不安與困惑。若遇到這種困境，可以尋求第三方專業人士的協助，例如身邊的社工、心理師，或心理腫瘤科醫師。他們可以協助引導癌友與親友溝通，這並非顯露脆弱，而是為了共同找到

最有助於治療的選擇。

擔心影響工作，一定要開口告知罹癌？

罹癌後，許多癌友可能會掙扎是否該放下手邊原有的工作，全心全意治療。

過去，由於醫療研究及技術的侷限，人們往往聞癌色變，認為一旦罹癌就必然危及生命，必須優先考慮健康。然而，隨著近年許多癌症存活率顯著提高，若馬上放棄工作，反而可能在日後回歸職場時，帶來求職壓力。

全然放棄工作可能讓生活圍繞在治療上，缺少其他生活重心。過度專注於癌症，可能使得我們忽略生活型態的必要性，等治療告一段落，就回不去原本的生活模式，反而造成無法回到常軌，成為心理復健很大的阻礙。

因此，考慮是否退出職場時，應掌握對疾病足夠多的資訊。不過，罹癌當下的心情複雜且焦慮，很容易無心消化生硬的衛教知識，這是人之常情。不妨多與醫師瞭解自己的治療方向、評估自己的身心現況。若疾病本身需要的治療，僅僅需要稍加調整時間，對日常生活沒有過於嚴重的影響，便不需要放棄工作。

若想好好治療並維持原有工作，也會面臨疾病告知的問題。這時候可以思考：

◎**釐清需告知的事項：**先思考接下來可能有哪些特殊狀況會需要職務上的調整或支援，再決定如何向主管或同事說明自身狀況。這樣能讓交流更聚焦在工作事務上，而非病情細節，也可以減少對方不必要的猜想或擔憂。

◎簡單的事實陳述：若沒有需要大幅調動職務，癌友可選擇以「簡單事實陳述」（Simple Truth）的方式說明。完全隱瞞病情並非最佳選擇，但也不至於要過於詳細告知所有細節。例如，可以直接且明確地表達：「我被診斷出癌症，目前正在接受治療。在○○○的工作事務上，希望調整為以○○○的方式進行。」這樣的陳述既讓他人瞭解基本情況，又不會引起過多的關注或不必要的擔憂。

社群媒體，是支持也可能是另個壓力來源

現在社群媒體十分發達，有不少癌友罹癌後，會在社群上公開自己的治療心路歷程。這種方式對癌友確實有不少益處，因為在書寫和構思如何表達的過程中，他們有機會好好整理自己的思緒，以更宏觀的角度看待罹癌對自己的影響，重新理解這場人生巨變，並賦予新的意義。公開後，癌友也可以藉由社群網路的力量，獲得人們的支持以及向前走的動力。

不過，在社群平台上向不特定的他人公開分享病情，可能會面臨預期之外的網路抨擊，因此，癌友在公布前，也需要評估自身是否能承受潛在的輿論壓力，或是選擇對特定對象公開分享即可。透過網路社群獲得支持與自我整理的過程中，需要注意保護自己的個資。

而作為醫事人員也要提醒，癌友們在分享病情的同時，應注意是否透露過多醫療過程細節、

涉及醫療人員隱私的內容。例如是否要公布醫師、護理師的姓名與所在醫院，應徵求對方同意後再公布較為適宜。拍攝到醫護人員時，也應該對照片加以處理，或事先經過對方同意，以尊重彼此的隱私。

對於治療過程所使用藥物的價格，也可以儘量保持「不過度揭露」的原則。因目前治療癌症的藥物種類與價格日新月異，甚至有時候，癌友正在使用的是試驗中的藥物，價格、方案都處於複雜且浮動的狀態。考慮到複雜的藥物定價與決策過程，避免未來可能產生藥物研究倫理與隱私權的紛爭，對於藥物價格的公布需要謹慎考慮。

焦慮是癌友常態，你並非獨自面對

自罹癌那刻起，焦慮和對未來的不確定性，從未離開。

正是癌症本身的特殊性，讓這種焦慮在癌友面前也變得獨特。癌友們往往難以向身邊人言說內心的不安，擔心無人理解，因而感到孤獨。其實，這樣的不安、焦慮並非個人因素，而是許多癌友共有的情緒困擾。

面對這樣的焦慮，從心理腫瘤科的角度來看，不論是過去的臨床經驗還是國內外相關文獻都顯示，充足的人際支持，對癌友的康復有著重要的正向作用。癌友應嘗試放下心防，向他人傾訴並尋求幫助，不讓自己落入獨自面對的境地。對抗癌症不是一蹴而就的事，它是一段漫長且艱辛的旅程，需要身邊親友的陪伴，才能一步步堅持下去。

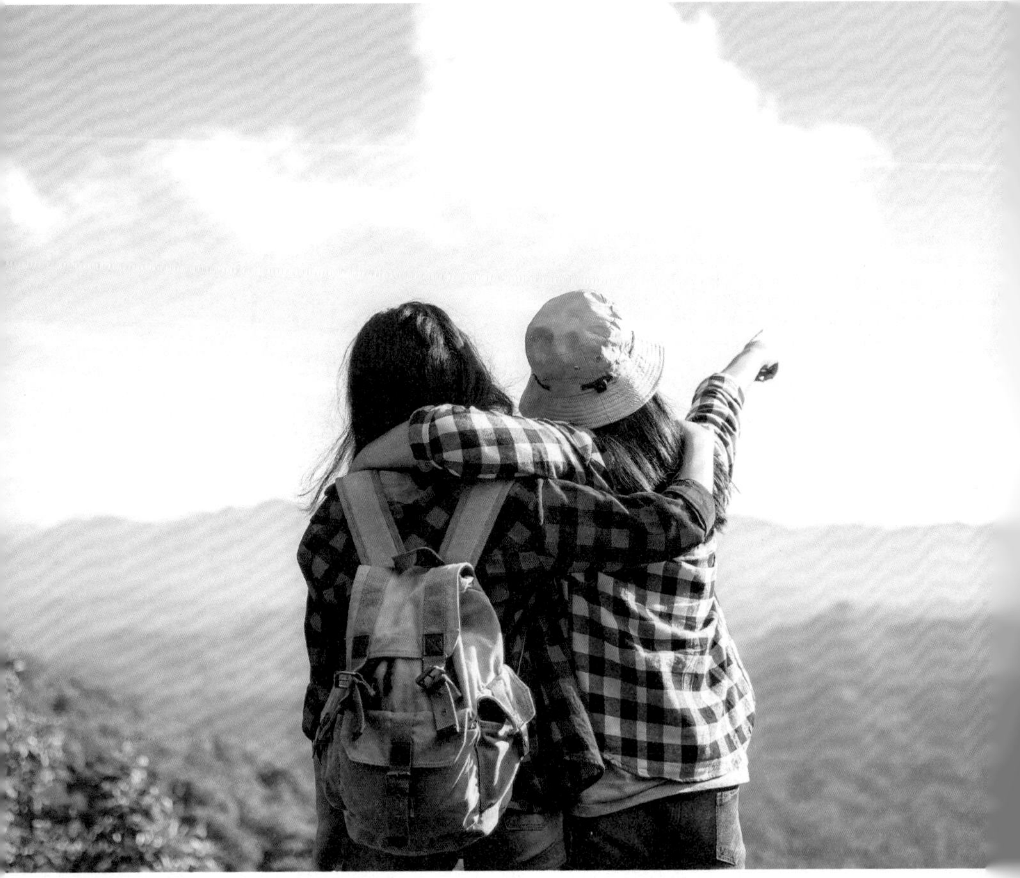

照顧者篇

03 抗癌路上，照顧者的情緒也要好好照顧

撰文／國立臺中教育大學諮商與應用心理學系助理教授 方嘉琪
資料整理／李佳欣

照顧者需要學會適時表達情緒、尋求外部支持，並建立有效的壓力管理機制。畢竟照顧者的情緒和身心健康會直接影響到是否能有效地照顧癌友，透過心理諮商協助處理壓力，也有助於提升照顧品質。

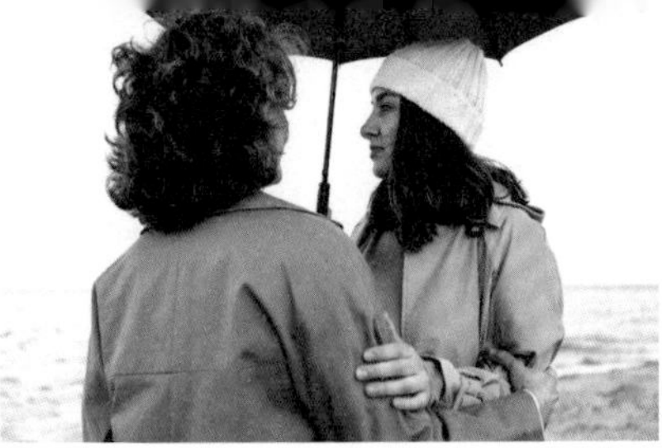

從面對親人罹癌的消息到陪伴他們開始治療，照顧者所承受的心理挑戰，其實不亞於癌友。在全心為家人付出的同時，如何在自我與他人之間取得平衡？

照顧者也需要記得觀照自己的需求，給心靈預留一個喘息的空間，以保持身心穩定，才能更長久陪伴家人走過這段艱難的旅程。

照顧者的內心，需要被關照與支持

魏太太是位四十二歲的家庭主婦，一個月前丈夫罹患了肺癌。自從丈夫開始治療後，魏太太從一個單純的家庭主婦變成家裡的支柱。她不僅要面對每日繁重的家務，還要負責照顧丈夫、陪伴他就醫、打理日常飲食和生活。此外，她還要安撫兩個年幼孩子的情緒，避免讓他們感到過於恐懼；同時，也開始思考是否要重新投入職場，以免家庭經濟收入從此中斷。表面上，魏太太依然堅強、冷靜，甚至在家人面前還能說笑話。

但是，每當夜深人靜時，她內心的壓力和孤獨感卻無法壓抑。每天晚上，她獨自躺在床上，聽著丈夫沉重的呼吸聲，默默流淚；有時趁著在廚房煮飯，沒有人在身邊時崩潰大哭。她知道自己不能倒下，因為丈夫和孩子都需要她，但內心卻充滿無助和痛苦。

她開始懷疑自己到底能撐多久，甚至覺得生活失去了方向和意義。她害怕自己的情緒會爆發，卻又不敢在家人面前表露脆弱。她深知自己的角色是要給家人支撐和力量，但她心中默默思索：但，誰來支撐她呢？

當家庭成員中有人罹患癌症時，負擔主要照顧工作的人，往往也會開始承受巨大的心理壓力。因為他們不僅要應對病患的身心需求，還必須面對自己的情緒波動與心理壓力。

然而，大多數的照顧者經常會為了不讓癌友擔心而故作堅強、壓抑自己的情緒，或是不斷付出直到筋疲力盡，最終可能對被照顧者產生怨懟。尤其是那些缺乏其他家庭成員分工與足夠的支持網絡的照顧者，更容易感到孤獨，情緒也難以找到可以宣洩的出口。

實際上，在這段艱辛的旅程中，照顧者的內心同樣需要被好好關照與支持。他們需要在自我照顧與照顧他人之間尋得平衡。若只專注於如何更好地照顧病患，而忽視了自身需求，最終可能會影響自身的身心健康，造成適得其反的結果。

從上述案例中可以看出，魏太太在丈夫生病的日子裡，默默承擔了所有照顧責任。表面上她看似堅強，實則內心深處的痛苦和孤獨未曾表達出來，這種情緒的壓抑，最終讓她感到極度焦慮和無助。其實，照顧者也需要被鼓勵表達自己的情緒，無論是痛苦、挫敗還是恐懼。因為壓抑情緒不僅無法讓它們消失，還可能會因為長時間累積，導致壓力加劇。

無法發洩的情緒，激化雙方矛盾

但要怎麼表達情緒與自己的需求，其實也不是件容易的事。一來，照顧者與被照顧的家人之間，可能本來就存在一些潛在的緊張關係；二來，當照顧者還無法好好整理內心的混亂情緒時，很容易將自己的不安與矛盾轉化成傷害性的言語。情緒的壓抑加上溝通的缺失，即便雙方都知道應該體諒彼此，也容易導致彼此的衝突與誤會。

我曾遇過的一位個案范先生，就是如此。他的妻子在兩年前被診斷出乳癌，愛妻心切的他，決定扛起所有的照顧工作。剛開始，他堅信自己能夠照顧好妻子，於是學會準備飲食、陪妻子進行化療、每天紀錄藥物時間表，甚至還嘗試研究如何改善她的情緒和睡眠。

然而，隨著妻子的病情惡化，一向自認能幹、果斷的范先生卻感到越來越無能為力。有一次，妻子因疼痛難耐無法入睡，范先生整整三個晚上未能闔眼，試圖用各種辦法讓她感到舒服一些。但無論他怎麼努力，似乎都無法減輕妻子的痛苦。妻子甚至因為太過疼痛而忍不住口出惡言，指責他：「什麼都不會，是個爛人！」聽著妻子的怒罵，他心中也充滿了挫敗感和罪惡感。

他開始質疑自己是否做得不夠多？是否有哪裡做錯了？即便面對同事和朋友，他也無法開口說出自己的困境，因為他一直被視為「解決問題的人」。這份內心的無助感如同壓在心頭的一座大山，讓他快要喘不過氣。

范先生也試過向妻子表達自己的需求與感受，但每次的溝通都演變成口角衝突，他也越來越易怒，爭吵次數頻繁增加。一方面，他對妻子缺乏體諒感到不滿；另一方面，卻又自我懷疑是不是做得不夠好。在矛盾的情緒之下，他決定避免和妻子長時間相處，也不再與她溝通……。

調整心態、選擇適當時機，促進雙方理解

范先生的經歷，對許多照顧者來說可能並不陌生。雖然隨著病情變化，照顧者往往感受到巨大的焦慮與無力感，卻又難以向對方表達自己的感受。這種無法發洩的情緒逐漸累積，形成了對現實的不滿和對自身處境的挫敗感，進而造成以下幾種心理機制：

一、**投射**：照顧者將內心的不安和焦慮投射到被照顧者身上，無意識地將對方視為情感的發洩對象，導致在日常生活中，不知不覺就對被照顧者發脾氣或表現出不耐煩的情緒。

二、**逃避**：由於無法面對家人的病情和家庭生活的改變，照顧者可能會選擇逃避正視自己的情緒，而不想與對方坦誠溝通。這種逃避行為進而導致情感的隔閡，使得雙方之間的矛盾更加尖銳。

三、**責任轉移**：由於感到自身無法控制病情，照顧者無意識地將自己的無力感和挫敗感轉移到對方身上，認為對方未能理解或支持自己，進而引發衝突。

其實，與家人坦誠分享情緒狀態，是建立支持系統的重要一步，照顧者也該學習如何及時表達和調適自己的負面情緒。不要擔心這樣會給家人帶來壓力，或害怕自己的脆弱讓家人感到不安，實際上，這樣的分享反而可以促進理解和連結。以下是一些具體的建議：

一、調整自我心態

◎**接受脆弱是正常的：**認識到每個人都有情緒起伏，表達自己的感受並不意味著無能，而

是展現人性的真實面。這樣不僅能夠增進彼此的理解，還能減少孤獨感。

◎強調相互支持：時時提醒自己，分享情緒可讓家人瞭解彼此的需求，形成更加緊密的支持網絡，這樣的互動有助於所有人共同應對挑戰。

二、選擇適合的開口時機

◎放鬆的時刻：在家庭聚會、晚餐或散步等輕鬆環境中進行交流，可以減少緊張感，促進更自然的對話。

◎特定的事件：當某個特定事件可能會引發彼此較強烈的情緒時（如病情變化、特殊紀念日等），可以利用這個時機分享自己的感受，讓家人更容易理解你的情緒背景。

◎約定好定期聊天：設置每週或每月的家庭聊天時間，作為分享情感狀態的固定時機，這樣可以讓每個人都有所準備，並知道這是討論情感的安全空間。

照顧者應重視獨處時間，維持生活平衡與自我照顧

除了與對方溝通，我認為只有當照顧者自身保持健康、穩定的心理狀態時，才能為病患提供更好的支持。因此，照顧者還是要學習維持生活平衡與自我照顧。

「維持生活平衡」指的是在工作、家庭、社交和自我照顧之間，找到合適的時間與精力分配，使每個面向都有所照顧，從而減少壓力和焦慮。相對地，「失衡」則是當某一面向過

度佔據時間或精力，導致其他面向受到忽視，最終可能出現情緒低落、疲憊或人際關係緊張等情況。

這讓我聯想到電影《愛的萬物論》（*The Theory of Everything*）。在這部影片中，男主角史蒂芬·霍金身患漸凍人症，他的病情逐漸惡化，最終需要依賴輪椅，並因肺炎和咽喉手術，失去了說話的能力，不得不使用語音設備來代替說話。

儘管他的妻子珍面臨巨大的照顧挑戰，她仍積極尋找支持團體，與其他照顧者分享經驗，並透過藝術創作和寫作表達情感。這些方法幫助她在面對重大照顧挑戰時，保持心理的穩定與堅韌，最終使她能夠克服困難，避免崩潰倒下。

建議照顧者可以採取以下的方法，來維持身心健康：

一、**定期安排休息時間：**保持良好的身心健康對於長期照顧病患至關重要。照顧者應該定期安排休息時間，並參加能讓自己感到放鬆和愉悅的活動。

建議每週至少安排一天的休息時間，理想情況下，可根據自身情況，每隔一至兩週進行更長的休假，例如擁有一個完整的週末放鬆。另外，若遇到特別高壓的情況，明顯感到過度疲勞、焦慮或情緒波動加劇時，應立即安排短暫的休息時間，即使只有一小時或數小時也是有益的。

二、**重視獨處的時光：**定期的獨處對照顧者尤為重要，因為它提供了喘息的機會，幫助照

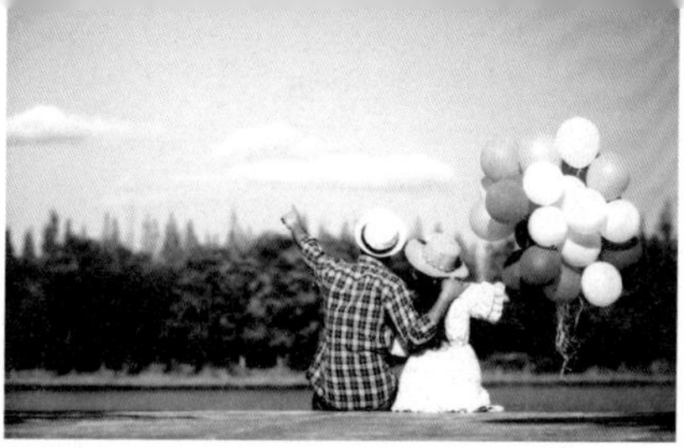

顧者能更好地瞭解自己的需求和情緒，增強自我覺察。獨處能讓照顧者在面對照顧挑戰時，保持冷靜與清晰的思路，從而更有效地支援被照顧者。

所以，並不是「有休息」就好，還要保留出一些專屬自己的時間，用來進行自己喜愛的活動，如閱讀、散步或進行嗜好，幫助減壓並重新充電，避免因壓力過大而導致情緒崩潰。**建議每週至少安排一次屬於個人的時間，持續數小時至一天。**

三、**尋求支持和幫助：**照顧者不必獨自承擔所有責任。應適時尋求家庭成員、朋友或專業服務的支持，分擔部分照顧工作，讓自己有時間和空間來喘息。

當照顧者發現自己需要專業支持與陪伴時，當然也可以尋求心理諮商。在安全的空間中，和心理師討論這些情感。心理師在支持照顧者時，會透過主動聆聽、反映情感、引導探索和提供情感處理技巧，幫助照顧者理解自我、管理情緒，並建立應對策略，最終促進情感健康與自我接納。

此外，掌握一些基本的情緒調適技巧，如正念練習、深呼吸和寫日記，也能幫助照顧者更好地應對日常壓力。

善待自己，設立合理期望

照顧者設立合理的期望非常重要，因為不切實際的期望會導致過度的壓力和挫折感。要知道，照顧罹癌的家人，不論是實際的照顧或心理上的支持，都不是容易的事，對一般人來說，也是新的學習。再加上每位癌友的罹病過程和需求都是獨特的，照顧與恢復的進展也無法與他人比較，千萬不要拿旁人的情況來要求自己。

以下是一些練習建議：

一、**接受自身的有限性**：認識到自己無法解決所有問題或完全控制病情的事實。理解自己的限制，並學會設定實際可達到的目標，可以減少內心的自責和焦慮。

當遇到疑問或困難，建議先尋求醫療專業人員或支持團體的幫助，制定現實且可達成的照顧目標。此外，也可以尋求家庭成員、朋友或社會服務機構的支持，分擔照顧工作。對某些無法被改變的事，也要學會放手，並專注於自己能控制的事上，有助於減少自我責備和焦慮。

二、**設立可達成的目標**：為了保持照顧者的自我效能感，使其有心力持續投入在照顧工作，設定合理的期望至關重要。

例如，當照顧者期望癌友恢復健康時，應鼓勵癌友參加活動，可以設定活動的等級，先從輕度活動開始，而非期望他們迅速恢復到以往的狀態或參加各種活動。

這樣的做法不僅能避免造成癌友的壓力，還能幫助照顧者減少自責或自我懷疑，進而促進更健康的心態和良好的支持系統。

三、**重視小進步**：專注於照顧過程中的小進步，無論是癌友的改善還是自己能夠做到的事情，對提升自信心和保持積極心態非常重要。

可以與被照顧者或家庭成員一起約定一些簡單的慶祝儀式，當達成某個小目標時，比如癌友的健康有所改善或自身的適應能力提升，就一起慶祝或給自己獎勵。這樣可以避免過度關注困難，幫助保持心理健康，並重拾積極的心態。

照顧者的健康與幸福，攸關整個家庭

照顧者需要學會適時表達情緒、尋求外部支持，並建立有效的壓力管理機制。如果真的覺得有需要，也可以考慮尋求心理師協助。畢竟照顧者的情緒和身心健康會直接影響到是否能有效地照顧癌友，透過心理諮商協助處理壓力，也有助於提升照顧品質。

在照顧者的諮商過程中，專注於照顧者的內心世界，探索其情感反應、壓力來源和應對策略。不過，當照顧者開始能理解自己的感受、學會如何應對壓力時，就有助於他們面對接下來各種照顧罹癌家人的挑戰，持續保有陪伴癌友前進的能量。

因此，照顧者應時刻提醒自己，自己的健康與福祉，不僅關乎個人的幸福，也影響整個家庭。

Part 2

認識心理諮商，
黑暗中溫暖的陪伴者

心理諮商是一種可選擇的自我照顧資源，能幫助應對新挑戰、維持心理健康並提升生活品質，尋求幫助展現了力量而非軟弱。自我照顧是一個不斷學習和經驗積累的過程，每個人都有自己的需求和階段，適合當下的照顧方式就是值得嘗試。

觀念篇

01

不想再假裝「我很好」！何時該尋求心理師協助？

撰文／台灣心理腫瘤醫學學會秘書長、諮商心理師暨瑜伽引導師　江珈瑋

編輯整理／李佳欣

與癌同行的道路上，許多癌友都會發現難以面對情緒與壓力，過去很少有人會想到要找心理師求助，也不知如何找資源。該如何開啟第一步？

遇見人生困難或情緒困頓時，你會怎麼做？找朋友說說話？上網尋求建議？透過閱讀分散注意力？還是無論如何都要擠出笑容，勉強維持「我很好，一切都沒事」的狀態？罹患癌症不僅是對身體的打擊，也是一種心理的衝擊。癌友可能伴隨著深沉的無力感，治療的副作用也可能導致生活品質下降，讓他們連面對別人的關心，都不知道該如何回應，也不太訴說自己內在的感受。

過去遇到這種情況，癌友通常都不會主動想到要求助心理師，一方面大家普遍對心理諮商還是很陌生，也不熟悉該如何尋找心理諮商的資源；另一方面，大部分的人也許會認為心理諮商只適用於問題「較嚴重」的人，自己只是「有煩惱」，忍耐一下或找朋友傾訴應該就足夠了。

何時該尋求專業心理師的幫助？

無論是病友還是一般人，只要面對到某些與自我或人際相關的難題時，都可以考慮尋求專業心理師的協助。這些難題可能包括：想更瞭解自己、排解生活各層面的壓力、感情或原生家庭的困擾、情緒焦慮不安影響睡眠品質、感到失落或情緒不被理解、變得易怒和煩躁，甚至常常莫名流淚，或覺得生活失去意義而想放棄治療等情況。

生活中的瑣事，無論是從小到大與朋友聊天的話題，往往隱藏著重要的人生議題，好比對關係的想像方式、對某種處境的恐懼，以及對壓力習慣的因應模式等，那些反覆出現的困擾，也經常意味著我們認知中的盲點，導致不斷在生活中卡關或是難以放下。

而對癌友來說，確診罹癌時的焦慮更應被正視，因為從心理學的角度來看，這種焦慮感源自於疾病對生命的潛在威脅，比一般日常生活中的擔憂更為深層。所以，他們需要獲得高支持性、具同理心的陪伴與談話，以便在內心中重新找到失去的安全感。

當然，在心情不好時，大多數的人會習慣性地找最親近的親人或朋友聊天，但一般的聊天通常不會一直聚焦在某個特定主題上，雙方的互動也勢必是在既有的關係下、以慣常的模式進行互動。

相比之下，心理師（諮商心理師及臨床心理師的統稱）提供的是一種「具目的性的聊天」，希望陪伴癌友聚焦在解決最主要的難題，運用心理學的知識與技巧觀察、評估來談者的處境，給予專業的引導或建議。而心理師不同於朋友、家人可能存在關係上的顧慮，有時候癌友更能自由地表達真實感受。因此，我常將心理師比喻為一個陪伴癌友面對情緒的旅伴，他們除了提供陪伴與同理心，還能進行專業的評估與情感回饋。

可以說，心理諮商的角色就像燈塔，協助自己找到方向及心的安定。

該如何開啓第一步？

今年四十歲的亦晴，個性如名字般晴朗，是位平凡的上班族，她療癒自己內在的方式就是下班後打線上遊戲或是走進熟悉的日本料理店享受鮭魚生魚片、蘆筍鮮蝦手捲，再配上一碗溫暖的味噌湯。對她來說，平凡的日常就是幸福。

但在得知罹患子宮頸癌後，亦晴再也無法感受生活的點滴，也不再在社群平台上發文。她總認為罹癌是一件丟臉的事，難以向旁人述說內心糾結的情緒。面對旁人關心，亦晴也總是回覆：「就那樣，沒事的，還好啦，我會好好照顧自己。」

最近，她越來越不想跟人互動，感覺自己已經失去了人生方向，也不太清楚未來的路還有多長。雖然有保險不必擔心經濟，但面臨癌症的威脅，心情總是起伏不定。有時候覺得自己可以接受罹癌的事實，但有時又覺得自己似乎沒那麼樂觀。這半年來，她不僅頻繁失眠、食慾也下降，加上罹癌後忌生食，無法再享受最讓她療癒的日本料理。直到有天，亦晴在網路上看見癌友發文分享尋求心理師的經驗，她有點好奇，上網後卻發現資訊太多，不知道該如何尋找適合或信任的心理師。幸運的是，當她將疑惑告訴癌症個案管理師時，對方立刻為她轉介了醫院內的心理師。

要尋找心理師對一般人來說確實不太容易。畢竟大部分的人從小到大接觸的主要是醫院、診所，而諮商費用目前也多無健保給付，並不便宜，因此在選擇上需要考量更多因素。

那我們該怎麼選擇心理師？建議可以先瞭解諮商的類型、諮商流程、費用與補助資源，以及自己的需求：

一、心理諮商哪些有健保給付？哪些自費？

諮商一般分為「自費心理諮商」與「健保心理諮商」。

對於癌症病人，現在醫院通常會提供的心理腫瘤照護服務，包括門診心理諮商、病床旁的心理諮商會談服務。若參與居家安寧計劃，團隊內的心理師也可能提供居家訪視服務。**身心科醫師或身心科醫師指定的臨床心理師提供的健保給付諮商，在身心科門診或心理所統一提供服務窗口。**

至於自費心理諮商，在一般身心科與心理的診所、心理治療所、心理諮商所都可以提供，有時也會配合政府的補助方案。

二、個人諮商與團體諮商，如何評估適合哪一種？

◎個人諮商：一對一，由一位心理師陪伴你深入探討某個困擾你的議題。心理師會根據你的需求選擇適合的諮商方法來協助你。若本身有許多的情緒困擾影響到日常生活，就比較建議尋求個人諮商幫忙。

◎團體諮商：參與的人數通常是六至八人，這樣的環境使參與者有機會碰到有相似罹癌經驗的朋友，從中體會到「我也不孤單」的感受。也可以從團體諮商中，獲得一些額外的資訊，好比不同的話題、情感交流與人際支持。若對團體諮商中的活動有興趣，可在參加前確認團體諮商的主題、進行方式以及活動內容是否符合自己的喜好。

或許有人會擔心團體諮商可能有隱私方面的問題，其實不論是個人心理諮商或是團體治療皆是保密的。

三、一般進行的流程與運作方式

跟一般看病掛號不同，心理諮商一定需要事前預約。在預約之後，心理師會與個案確認時間，並且清楚說明諮商費用、討論諮商時間、請假與取消的規定，以及暫停心理諮商的相關事項。

諮商前，為了保障雙方的權益，尤其是保密原則，一定會請個案跟心理師雙方簽署《心理諮商／心理治療同意書》。這份同意書會明確寫明心理師承諾的會談保密原則及保密範圍、會談規定、收費原則、請假原則、何時結束會談等。雙方各持一份，內容依照各醫療院所而有些微的差異。

至於團體諮商，也會依照場域或活動形式等，擬定不同的保密協議書。建議在參與團體諮商前，先瞭解團體諮商目的、是否屬於研究的一部分，以及活動中的團體紀錄（如影像、錄音）要如何保密等。

四、心理諮商的收費方式

自費的心理諮商流程與費用，依照心理師的經驗而有所不同。

◎個人諮商：每次五十分鐘到六十分鐘，平均收費在新台幣一千六百至三千元的範圍。

◎伴侶諮商：每次八十分鐘到九十分鐘，平均新台幣三千至五千元的範圍內。

不過，上述僅供參考，實際仍會因各心理所及心理師領域背景、資歷等，而有不同差異。

五、如何找到適合我的心理師？

◎能讓你感到自在的，就是最適合的人選

每個心理師的個人特質都不太一樣，而每個人適合的類型也不同，最重要的是要找到能讓你感到自在的心理師。就好比有些人喜歡溫暖型的心理師，有些人則偏好理性分析型；有些人對性別較敏感；有些人想要聽聽不同性別的觀點，這些選擇沒有好壞之分，因為在諮商的過程中，是以個案的感受為中心。但是，若對方的回應方式，常讓你感到不自在、不安全，甚至有些威脅，就會建議更換心理師。

◎瞭解心理師的訓練背景

即便都是心理師，也會因學派不同而有專長上的差異，常見的學派包括：精神分析取向、榮格分析心理治療、藝術治療、完形治療、家族治療、認知行為治療、伴侶諮商治療以及創傷身心治療等。此外，心理師還會依照對不同族群的興趣再各自去發展專業，例如：成人心理治療、青少年心理治療、兒童心理治療等。因此，在預約諮商時，先稍微瞭解心理師的學派及其代表的意義，對接下來的諮商過程會更有幫助。

具備心理腫瘤學訓練（亦即癌症心理專業領域的訓練）的心理師，則可以更快理解個案在醫療場域所面臨的情緒困擾，與罹癌所帶來的心理壓力。癌症心理腫瘤學的訓練涵蓋罹癌中常見的情緒困擾，憂鬱、焦慮、睡眠困擾以及因失去人生意義等多重失落感受之心理諮商暨心理治療，故此方面領域的心理師能較有效掌握個案罹癌的心理調適議題。

若過去沒有諮商經驗，對於心理師的專業訓練背景較為陌生。**住院期間，可以先詢問醫院的醫療團隊內，是否擁有具有心理腫瘤背景的心理師能夠安排進行諮商；若已經返家休養，或僅需定期返回醫療機構治療，也可以考慮交通方便的社區型心理諮商所，或是聯繫台灣癌症基金會的專業心理師，他們同樣具備心理腫瘤背景及臨床經驗，可以協助。**

◎共同訂下合適您當前狀態的諮商目標

諮商前，建議將當前的身心困擾告知與你進行諮商的心理師，如此一來，心理師可以與你共同決定當前適合、有機會達成的諮商目標。每個人對諮商的期望和方向都不相同，例如有些人希望獲得心理師同理、溫暖的支持；有人希望探索自我的生命意義，因此找到一位能尊重你的需求，也能夠從專業角度討論當前合適諮商方向與目標的心理師非常重要。

如果期待心理師在有限的會談中，協助解決某個情緒問題，但對方始終未能幫助你，那就代表這位心理師不適合你。

面臨困境新選擇：尋求心理助人工作者協助

心理師希望幫助癌友好好認識眼前的生命，陪伴癌友找到適合滋養自己的方式。

亦晴跟醫院的心理師討論後，決定先進行八次的會談。會談中，她總是誠實面對自己的心情，流露出自然的情緒。她訴說了自己罹癌前的樣子、現在的樣子、每週的心情……，這些看似如日常生活的敘述，卻讓她漸漸懂得為自己的情緒「命名」，也較知道如何用一些心理學的方法整理自己的想法及感受。

「不知道為什麼每次會談後，情緒就像被疏通了一樣，現在我的心情不再像以前這麼煩躁了。雖然還是會低落，但是大腦比較不會有……這麼亂的感覺，比較不會有停留在原地的感覺，有點像每週都在整理自己的情緒抽屜，有時候把情緒放在不同的抽屜，也整理自己的想法，重要的是……。」

「嗯？」心理師很想知道這樣的會談，對她的協助是什麼。

亦晴說：「其實，一直以來我都是假裝自己很好，來到這邊，我能夠放心地說出從來沒有說過的話，也整理自己的情緒，心理壓力真的少了很多。罹癌雖然帶來生活的變化，也真的令我有走到人生最低谷的感覺，但現在的我真的心理的輪廓越來越清楚，之後也想好好照顧自己心理，現在偶爾依然像以前一樣去吃些自己想吃的日本料理，謝謝你讓我知道讀懂自己的心，也覺得自己生命還有許多選擇。」

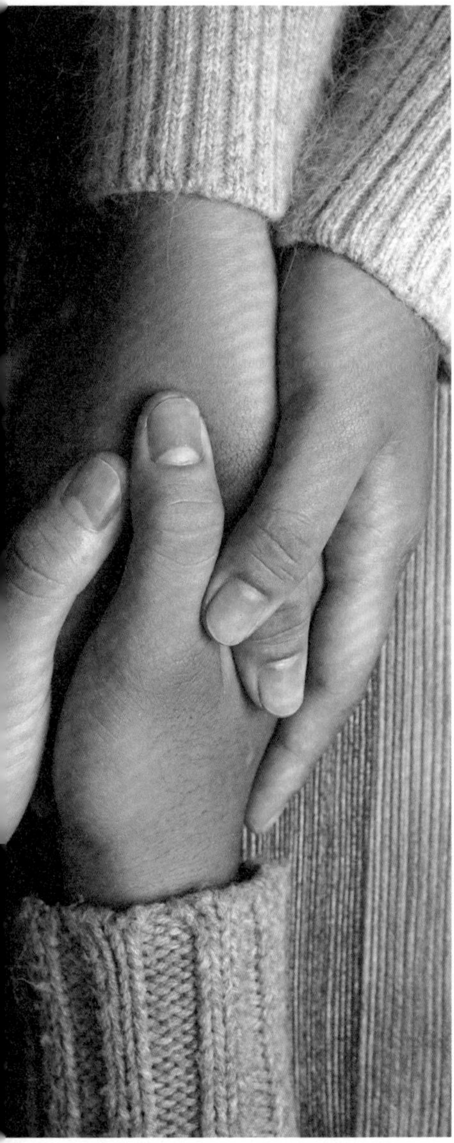

當我們面對壓力、感到痛苦或無助時，往往會忘記聆聽內在的聲音，反而是透過許多分散注意力的方式來掩蓋情緒，有時甚至會透過不適當的方式，對身旁的人發洩情緒或做出傷害自己的行為。

其實，面臨困境還有一個新的選擇：適時尋找心理助人工作者（身心科醫師或心理師）的幫忙。而真正懂得你的專業助人者，會有耐心在你的黑夜中慢慢陪你前行，並在後方提著燈，照亮你前方的路。

當我們的心已經疲累不堪、難過時，最耗心理能量的就是對外在強裝笑容，這時我們其實正與自己的情緒隔離。當發現自己能夠不再假裝時，看見自己內在的真實感受並學習接納後，療癒的力量就會開始發生。

02

迷思篇

瞭解心理諮商，與心理師暢談，幫助自己找到心的方向

撰文／三軍總醫院社工師暨心理師　蔡惠芳
編輯整理／李佳欣

「心理有問題才需要看諮商」、「心理師總是不正面回答我的問題」、「不談還好，一談問題好像越多」……這是許多人對於諮商常有的迷思。透過七個常見問題，讓癌友更自在地與心理師談心。

小葉原本是一位積極、有自信的工程師，與交往多年的女友規劃兩年後買房結婚。但自從得知罹癌之後，他彷彿被魔咒困住了。一個月來，他時常失眠、無法專注於日常生活，連與家人見面時的噓寒互動也顯得心不在焉。只要想到自己可能失去追求幸福的能力、難以再像過去般清晰地想像未來，他便感到一股沉重的無力感。

小葉的姊姊眼看這樣下去不是辦法，在一次家族聚會後，建議他不妨去求助諮商心理師。從未接觸過諮商的小葉，知道家人心疼他的狀態，便一口答應要去試試看。但回家後，開始各種內心小劇場：「這樣一來不就等於承認自己不堅強、不完美？要跟不認識的人坦承心事，揭露自己的脆弱，會不會被當笑話？心理師會不會把我的事當茶餘飯後的話題？」種種憂慮一時全湧上心頭。

不過，小葉同時也對諮商抱有一絲好奇，他也期望真的有人能夠幫他擺脫枷鎖，重新找回那個充滿活力、想為未來努力的自己。

長年服務於醫院，也陪伴過許多的癌友，我發現無論是社工或癌症個管師，每次他們向癌友介紹心理諮商時，許多人都跟小葉一樣，抱持著「既期待又怕受傷害」的心情。有些人因此裹足不前，困在問題裡的時間越來越長，直到身心耗竭時，才不得不求助。

透過小葉的案例，我想帶癌友們一同來瞭解心理諮商的實際過程，同時為大家解答在尋求諮商時，可能會遇到的疑慮與擔心。

決定尋求諮商，會面臨哪些問題？

經過幾番思索，小葉終於撥了電話。他告訴自己：「就見招拆招吧！如果不合適，頂多不繼續約談。」諮商所的行政人員初步瞭解他的狀況後，推薦一位「癌症心理師」。小葉第一次進入諮商室，環境比他想得舒服，心理師的語氣中也流露出溫暖的感覺。

結束會談後，小葉才意識到與陌生人談心並不如想像中尷尬，他不知不覺向心理師說了許多內心話。更重要的是，小葉發現這陣子的各種無力與脆弱似乎有人能同理了。

◎尋求諮商，就代表「心理有問題」？

決定是否要接受諮商時，很多人會不自覺地自我懷疑，還沒走進諮商室就給自己貼上標籤：「我是不是失敗者？」、「我是沒有能力處理問題的人？」或「我這樣是不是心理有問題所以才需要看心理諮商？」

不妨換個角度想，其實每個人生活中，都有被煩惱困住或心情不好的時候，但當我們找親近的友人傾訴時，並不會將此定義為失敗。找心理師談心也是如此，只是差別這個聊天的對象是受過專業訓練，可以用心理學的角度協助病友因應當前的困擾。

況且罹癌本來就和一般生活壓力事件不同，這是個重大的挑戰，它所帶來的壓力、慌亂、無助、恐懼，甚至無望感，遠非用「堅強」或「努力」就能克服困局。面對這樣的變故，有時候需要整個醫療團隊和各種專業人員的協助。

因此，求助不僅不代表失敗或缺乏能力，反而是面對罹癌時，願意積極尋求專業來協助自己的態度。

◎一定要找癌症心理師，或受過心理腫瘤學訓練的心理師嗎？

嚴格來說，「癌症心理師」是指受過心理腫瘤學專業訓練的心理師，可能以個別或團體形式，協助前來諮商的當事人提升不同治療階段所產生的各種疾病適應，幫助他們運用各種自身或結合外在資源來重新找到生活及情緒的身心平衡。此外，癌症心理師也協助當事人在這個過程中，增強心理調適能力，包括：自我概念、人際互動、情緒調節及問題認知等面向。

不論是臨床心理師或諮商心理師，都需要經過專業訓練，並通過國家考試，獲取心理師證照，再因個人興趣及訓練歷程，培養對特定領域的議題。心理師在其專門領域裡，會對該領域的介入方法及視角，具備更敏銳及細膩的經驗。

因此，不同於一般的諮商心理師，癌症心理師的好處在於對癌症歷程及相關治療概念有較多的認識，包括癌友可能面對的生理、心理、家庭、工作及人際互動、醫病關係、醫療決策，甚至死亡議題等，能比較快速地掌握及理解癌友的困擾與需求。

不過，這並不代表一定要找癌症心理師才能解決癌友的困擾。一般心理師透過癌友的分享與交流，也有能力去瞭解並提供適切的陪伴與支持。

◎隱私曝光及害怕談話內容的保密問題

向陌生人分享自己內心深處的事並不容易，尤其是諮商過程中，癌友可能逐步觸及心中的脆弱、痛處，以及連自己都無法接受的創傷經驗。因此，不少人會擔心諮商過程中，揭露那些深藏已久的祕密，會不會因此被流傳出去？

事實上，病友的身分及諮商內容都在心理師相關法規的保密規範裡，諮商過程中的信息將嚴格保密。這樣的規範目的就是為了讓病友能開放且深入表達心裡真實的反應，及所面對的困擾。

不過，仍有少數例外情況，會影響心理師與當事人的保密協定。如當事人有情節嚴重的傷人、自傷或自殺企圖，或涉及法律規定的強制通報事件，如家暴或性侵，心理師則有義務經由相關程序說明情況，以確保當事人與他人的安全。

開始諮商後，和心理師陷入僵局

在心理師幾次引導下，小葉慢慢看到自己在遇到壓力時的慣性反應，總是陷入情緒的泥淖，導致他在面對「罹癌」這個重大事件時，湧現出諸多負面情緒與想法。而談到「習慣」，小葉也跟心理師提及過往一些懊悔或不願再提起的塵封往事。這些記憶原本都被他好好藏在心底，卻在生病後再度被掀開，彷彿摧毀了自己堆疊出的高牆。

然而，或許是個性使然，小葉有時還是會避重就輕地閃躲心理師提出的問題，甚至對心理師的回應口是心非。每當這種情況發生時，諮商過程便顯得有些停滯，他與心理師的互動也不時陷入僵局。小葉不免納悶究竟是自己的問題導致這種情況，還是心理師不夠瞭解自己？

◎諮商往往會逼著人揭露內心、面對痛苦的回憶？

諮商的初期，我們可能是處在一種混亂或困頓的狀態中，因而難以表達自己的感受或經歷，陷入「說不出來、不知道該怎麼談」的自我懷疑當中，導致對下一次的諮商突然怯步。又或者，病友心裡承受的壓力涉及痛苦或創傷經歷時，會害怕再度面對這些感受而陷入兩難，不確定是否應該敞開心扉。

其實心理師一定會尊重並照顧癌友的感受。當諮商過程中，若需引發癌友面對可能觸及傷痛的議題時，心理師會適時地引導癌友先停留在會談的某部分，陪癌友整理自己的感受及思緒。等到癌友處在較安全的心理狀態時，才會再繼續深入探討該議題。

◎講出真話，會不會被評價、責怪或貶抑？

在表達對某事的想法、感受，或對某事件的反應時，許多人即便面對的是心理師，還是會害怕被評價或批判，尤其是當言行舉止有點踰越一般價值觀或道德標準時，便會不敢完整陳述自己的真實狀態，甚至在過程中感到不安。

事實上，諮商和朋友聊天最大的不同之處便在於，朋友之間可能會因為是非對錯而影響彼此關係。而在諮商中，心理師透過傾聽和同理，來協助癌友靠近自己的內心深處，看見自己真實的想法及感受，並給予支持。**因此，諮商過程中，心理師並不會特別去評斷當事人的言行是否「錯誤」或「不正常」。但不代表心理師的同理或同在，就「認同」或「支持」癌友的「所作所為」。**

諮商後期，我還要諮商多久才能畢業？

小葉開始接受治療後，也持續和心理師會談。

「我逐漸不會讓問題像以前那樣擱在心裡那麼久，還讓它發芽、生根、長成大樹。」小葉這樣形容自我覺察的感受。只是，光看見問題還不夠，他希望心理師以專家經驗提供具體的建議。

但心理師似乎總把問題丟還給他，這讓小葉不免有些嘀咕：「我就是不知道才要問怎麼辦呀！諮商幾乎都是我在說，心理師連個建議都不願意給！」另一方面，小葉也在想，諮商了兩個月下來也花了不少錢，不知道自己何時才會畢業？

◎心理師為何都把問題拋回來？

許多接受諮商的人都常會問到，為什麼無論如何央求，心理師似乎都是不願意給出具體的建議，寧願看病友陷在問題的困局中，不斷承受焦躁和困頓，這是因為心理師認為，困住病友的不單是呈現在眼前的問題。

在糾結背後，可能隱藏著更多來自價值觀、信念的矛盾、對關係的在乎，甚至有時候是過往的創傷。因此，在協助病友的過程中，會更加謹慎地陪他們，讓情緒穩定下來、釐清更深層的問題。**心理師之所以不給建議，也是希望陪伴病友尋找新視角來看待問題，並讓他們運用自己的能力解決自己的問題。**

◎意識到核心的問題後，一定得做出改變嗎？

當不斷深入挖掘自己的內心時，有時候會讓人開始害怕討論更深層的問題，因為會擔心一旦面對問題，就無法再逃避，甚至得去改變現況。

確實，在尋找解答的過程中，有時候也是發現問題進而開啟改變的契機。這種改變可能是要改變身處的環境、某個處事方法、一個觀念，或一段關係。但不管哪種，改變就意味著「未知」及「不確定性」，都可能會讓當事人感到不適應、焦慮或害怕，也會擔心改變後的結果不如預期，失去原本擁有的。因此與其冒險，有些人寧可繼續忍受當前的困境。**此時，心理師會協助當事人釐清這些擔憂的想法，及整理紛雜的情緒，以提升當事人改變的動力。**

◎到底要接受諮商多久，才能看到成效？

諮商的頻率和次數，並沒有絕對的標準。有些諮商在六至八次內或幾個月內達到成效，而有些晤談則長達數年，不同的個案議題與狀態都會對諮商時間有所影響。在諮商初期，病友可以針對自己當前的困境與心理師討論，由心理師進行專業評估與建議。

諮商的成效及品質與很多因素都有關。包括：心理師的訓練背景、對來談議題的臨床經驗、個案諮商的議題複雜度、個案自我開放度、自我覺察能力、對改變的行動力，乃至於對諮商費用的承擔能力等。因此，有些人會跟心理師維持多年諮商，但也有些人僅進行幾次，甚至一次就未再預約下一次。不過，大部分的問題確實不容易一次就解決。

建議在每次諮商後，檢視自己是否有從諮商中得到新領悟，或更靠近自己期待的目標。若幾次對談後，發現原本困擾的情況已獲得改善，可以主動與心理師提出結束諮商的討論。

在最後一次諮商時，心理師與小葉一起回顧並整理了這段時間的諮商歷程。他則感謝心理師這段時間的陪伴。雖然有點擔心未來要獨自面對生活中的困難，但他知道，這正是考驗自己成長的時刻。

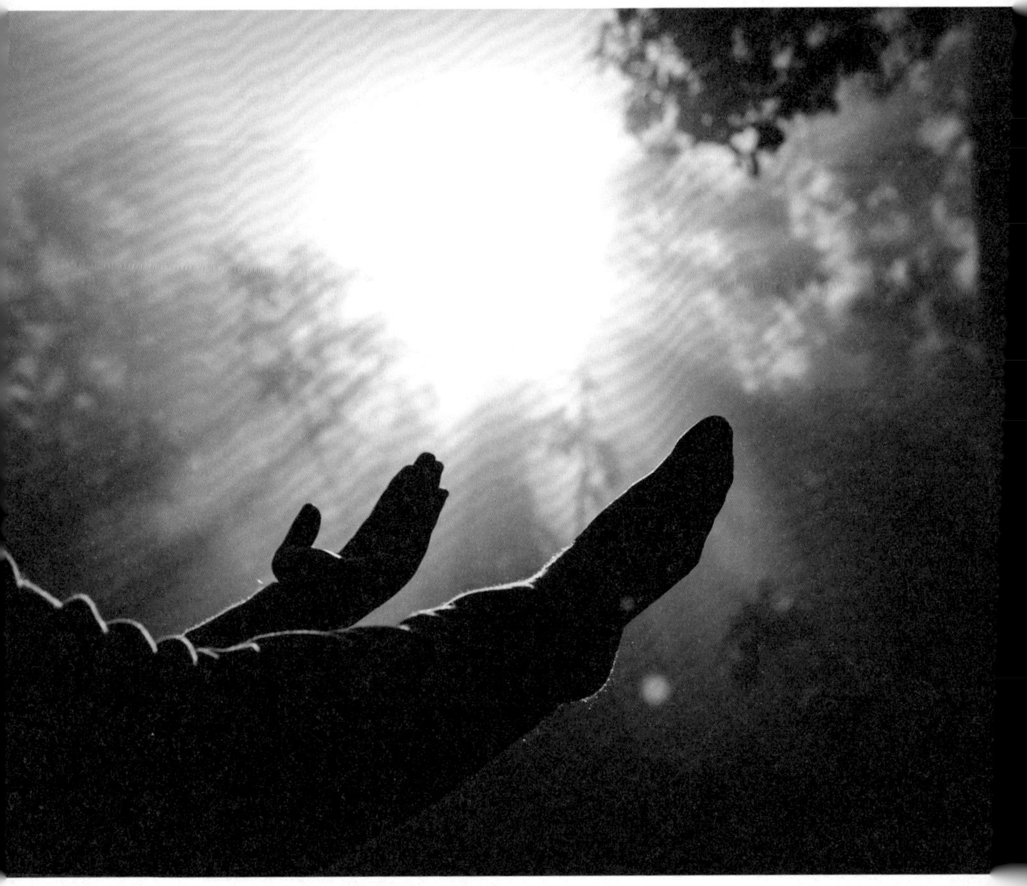

03

提醒篇

自我關愛，是一輩子的功課

諮詢專家／財團法人亞太心理腫瘤學交流基金會董事長、馬偕紀念醫院安寧療護教育示範中心主任／精神醫學部資深主治醫師　方俊凱
國立臺中教育大學諮商與應用心理學系助理教授　方嘉琦
編輯整理／李佳欣

罹癌讓我們在心底的花園內，播下一顆自我關照的種子，心理師的陪伴則像是一種養分，讓綠芽茁壯、安穩地萌發。但接下來，還是得靠我們每一天悉心的照料呵護。

癌症治療往往迫使我們重新思考生活的優先次序。這不僅包括我們的職業目標、家庭角色，還涵蓋了我們如何看待自己以及與他人的關係。

覺察自己真正重視的事物，以全新心態迎接生活

在這段旅程中，很多癌友逐漸發現，自己過去看重的事情可能並沒有想像中那麼重要，反而是那些簡單的日常時光、家人的陪伴和真摯的友誼，才是成為支撐他們走下去的力量。

透過自我覺察和心理支持，意識到對自己真正有價值的事物，並以全新的心態迎接生活，在日常生活與價值觀上也都有了轉變。

不過，由於心理諮商的焦點通常不僅僅侷限於應對疾病本身，更涉及那些因癌症所引發的生活重大議題，即使在某個階段結束了心理諮商，這些議題可能會隨著時間的推移再次浮現，帶來新的不適應或挑戰。

回歸生活的嶄新挑戰，再次尋求支持

癌友李小姐是一名四十六歲的職場女性，罹癌後在朋友建議下接受心理諮商。她的心理師幫助她瞭解，焦慮和恐懼是癌症治療後常見的心理反應，也鼓勵她重新審視自己的生活方式。

經過一段時間之後，李小姐意識到過去過度的工作壓力，使她忽略了自己的健康和家庭關

係，決定在工作和生活之間，尋找一個平衡點，不再讓工作成為生活的全部。她開始每週留出時間陪伴重要家人、參加一直想去的戶外活動，並學習瑜伽保持身心平衡。她也對癌症復發不再那麼恐懼，而是接納自己的脆弱和不完美。

回到職場一段時間後，李小姐也結束了諮商。不過，隨著工作的業務逐漸恢復，她也發現長久以來與跨部門同事間的溝通，仍是個未解的困擾與壓力源，加上孩子正值青春期，親子間有了更多的摩擦。

李小姐想起當初諮商的正向經驗，便決定再次聯繫當初陪伴她的心理師，尋求支持。

癌友在尋求心理諮商的專業協助之後，往往更能夠去覺察，也更願意回應自己內在的需要，做出有益於自己的選擇。當繼續前進的生命中，再次覺察到需要被整理的議題時，還是可以隨時尋求熟悉的心理師的協助，處理回歸生活或面對嶄新情境時，所浮現的生命議題。

這種方式就像感冒時看診或預防保健，不需等到情況嚴重，影響到生活時才行動，也不一定需要像第一次諮商時那樣的長期療程。

自我關愛是長期對自己的承諾

有些人可能會擔心再次尋求心理諮商，是不是代表過去的努力白費，或者是自己不夠堅強。其實再次尋求心理諮商的決定，並不意味著失敗，反而是對自我照顧的延續和責任感的體

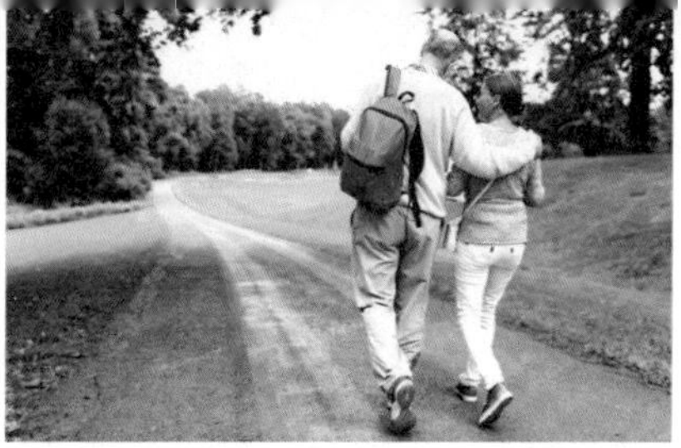

現。**因為心理諮商是種可以選擇用來自我照顧的資源，幫助我們應對新的挑戰，維持心理健康，並提升生活品質。因此尋求幫助是一種力量強大的表現，絕不是軟弱的象徵。**

當然，不是所有人都適合或需要心理諮商的協助。除了一對一的心理諮商外，還可以參加醫院或癌症相關團體所舉辦的病友社團、主題講座，或是自我成長課程。

此外，不論你現在處於哪個階段，都可以進行正念練習，從而減少對未知的焦慮，將注意力集中在當下。

所謂正念練習（Mindfulness Practice）是一種通過專注當下、觀察自己的思想、情緒、身體感受和周圍環境，來培養內心平靜和覺察力的技巧。當我們專注於當前時刻，例如呼吸觀察、情緒覺察、身體掃描或正念行走時，能更清晰地體察到內心的變化，減少對癌症復發或其他未知威脅的無止盡擔憂，從而降低心理壓力。

自我照顧是一種知識與經驗性的拓展，每一個人都有自己的當下階段。適合當下自己的照顧方式，往往就是最值得去嘗試的選擇。

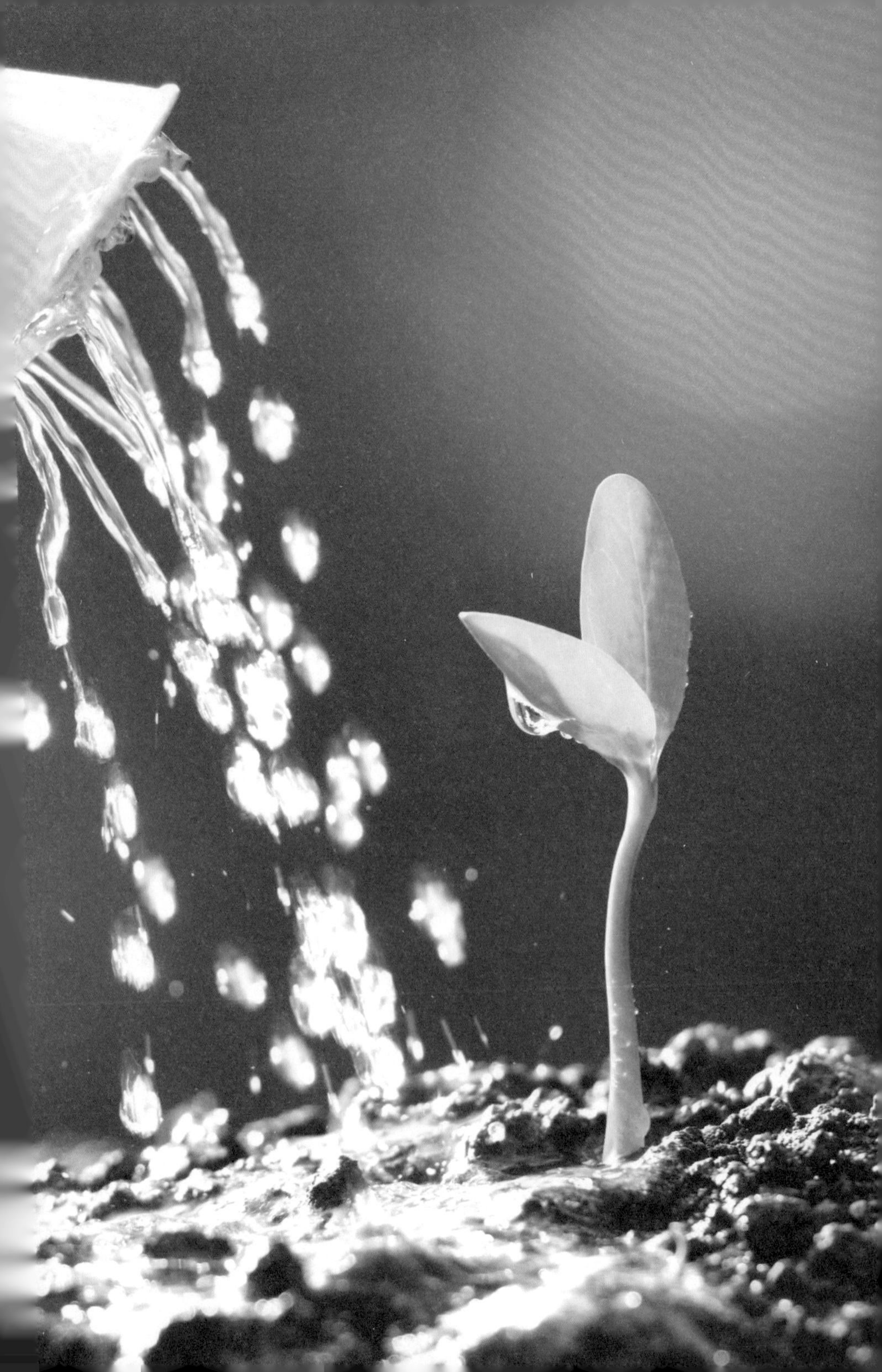

Part 3
自我照顧，當自己最溫柔的園丁

透過 MBTI 評估，我們可以探索不同人格特質的癌友如何進行情緒管理和自我照顧，幫助他們找到合適的情緒調適方式。就像樹木需要細心照料一樣，我們的生命也需在困難中學會照顧自己。

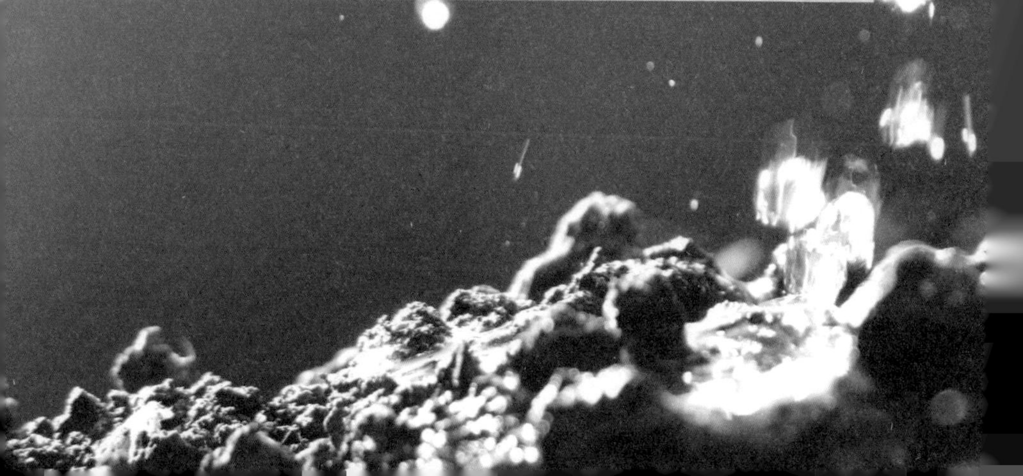

自我瞭解

01

自我覺察，16型人格如何面對罹癌？

撰文／國立臺中教育大學諮商與應用心理學系助理教授 方嘉琦
編輯整理／李佳欣

癌症診斷對個人身心帶來巨大挑戰，但無論是面對治療的身體負擔還是心靈的波動，每個人應對的方式各不相同，且這種應對方式，往往與我們的性格特質息息相關。不同的性格特徵，癌友在面對疾病時就會有不同的反應和情緒變化。因此，透過自我覺察，瞭解自己的特質，也可幫助癌友找到適合的應對策略。

「你是Ｅ人還是Ｉ人？」

近一年來，網路上興起一股「ＭＢＴＩ測驗」熱潮，這是一種性格評估工具，可以幫助人們瞭解不同性格特徵以及與他人處事互動的方式。與星座類似，特定型別的人之間可能會出現各種衝突或趣味的互動關係，許多韓劇也將此主題融入劇情，吸引了不少觀眾的共鳴與興趣。

面對癌症，你是哪一種人？

ＭＢＴＩ（Myers-Briggs Type Indicator），是由學者 Katharine Briggs 和 Isabel Briggs Myers 在二十世紀根據 Carl Jung 的心理類型理論發展而成的人格評估工具。

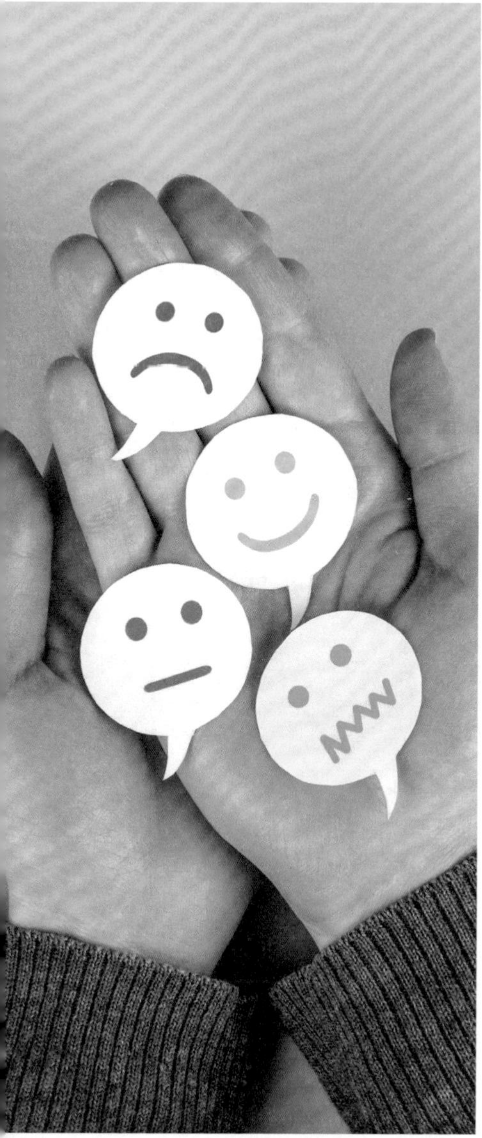

簡單來說，它將人格劃分為四對相對維度，共計十六種人格類型。這四個維度分別是：

◎外向（E）與內向（I）：描述一個人獲取能量的方式。外向型的人傾向從社交活動中獲得能量，而內向型的人則通過獨處或靜思來充電。

◎感知（S）與直覺（N）：關注個人獲取訊息的方式。感知型的人重視具體和實際的細節，而直覺型的人則更關注未來的可能性和大局。

◎思考（T）與情感（F）：探討決策的方式。思考型的人重視邏輯與客觀性，而情感型的人則更依賴情感和個人價值觀。

◎判斷（J）與知覺（P）：描述一個人如何與外部世界互動。判斷型的人喜歡結構與計劃，而知覺型的人則偏好靈活和即興的方式。

我們也可透過MBTI的評估方式，來探索不同人格特質的癌友如何進行情緒管理與自我照顧，以幫助他們在這段艱辛的旅程中，找到合適的情緒調適方式。

基於MBTI性格理論，我設計了一個小測驗，並整理癌友罹癌後的反應類型，將其分為六種性格類型。更好地理解自己的心理狀態和應對方式，進而認識自我。我也為每種性格類型可能面對的心理挑戰提供了相應建議。

測驗共十二題，快來試試看吧！

測驗說明：

1、以下每個問題提供兩個選項，請選擇最符合你的感受和經歷的選項。如果某個選項不是完全符合你的情況，請選擇最接近的選項。

2、測驗問題沒有對錯之分，只是希望瞭解你的個人偏好和特徵。請根據自己的實際情況作答。在回答問題時，你可以思考一下自己在面對癌症治療和生活中的感受。連結上你的感受和經歷，以幫助你更清晰地思考問題答案。

3、測驗過程中，保持開放的心態是很重要的。測驗的結果只是性格特徵的一種表現，與你的價值或能力無關。

1、當面對癌症的挑戰時，我更傾向於：

E、與朋友和家人分享我的感受，尋求他們的支持。

I、獨自思考我的情況，整理自己的感受。

2、在治療過程中，我喜歡：

E、參與社交活動或支持小組，以獲得外部支持。

I、安靜地待在家中，避免過多的社交互動。

3、當我遇到困難時，我傾向於：

E、請教他人，尋求建議和意見。

I、自己尋找解決方案，並反思自己的情況。

4、在處理治療計劃時，我更關注：

S、目前的具體細節和實際步驟。

N、長期效果和治療的整體策略。

5、面對癌症的資訊時，我偏好：

S、具體的數據和事實。

N、關於未來可能性和趨勢的資訊。

6、我在思考癌症相關問題時，更喜歡：

S、實際經驗和具體例子。

N、抽象的概念和未來的展望。

7、在做決策時，我通常：

T、依據邏輯和客觀標準來做決策。

F、考慮我的感受和他人的情感需求。

8、當治療過程中出現困難時，我會：
T、尋找理性的方法來解決問題。
F、更加關心感受和情緒狀態。

9、在與醫療人員交流時，我更關注：
T、獲取具體的醫療資訊和數據。
F、確保醫療人員理解我的情感需求和擔憂。

10、我在安排治療和生活時更傾向於：
J、制定詳細的計劃並遵循。
P、保持靈活，根據情況調整計劃。

11、在日常生活中，我更喜歡：
J、有明確的日程安排和固定的時間表。
P、隨性而為，根據當下的情況做出調整。

12、當遇到不確定的情況時，我會：
J、尋求穩定和可預測的解決方案。
P、接受不確定性，並靈活應對變化。

計分方法：

1、**外向（E）vs.內向（I）：**

在第1至第3題中，若外向（E）的選擇次數多於內向（I），則記錄為外向（E）。

相反，若內向（I）的選擇次數多於外向（E），則記錄為內向（I）。

2、**感知（S）vs.直覺（N）：**

在第4至第6題中，若感知（S）的選擇次數多於直覺（N），則記錄為感知（S）。

相反，若直覺（N）的選擇次數多於感知（S），則記錄為直覺（N）。

3、**思考（T）vs.情感（F）：**

在第7至第9題中，若思考（T）的選擇次數多於情感（F），則記錄為思考（T）。

相反，若情感（F）的選擇次數多於思考（T），則記錄為情感（F）。

4、**判斷（J）vs.知覺（P）：**

在第10至第12題中，若判斷（J）的選擇次數多於知覺（P），則記錄為判斷（J）。

相反，若知覺（P）的選擇次數多於判斷（J），則記錄為知覺（P）。

最後，你將得到一組由四個字母組成的性格代碼，例如ＩＮＦＪ或ＥＳＦＰ。以下是四種性格類型的詳細說明，包含主要特徵、優缺點、以及適合你的心理照顧策略。趕快往下找找看你是屬於四種性格類型中對應的哪一種吧！

堅韌實用型：ＩＳＴＪ、ＥＳＴＪ、ＩＳＦＪ、ＥＳＦＪ

主要特徵：注重細節和規範，面對疾病時堅定且實事求是，很想努力保持現有的生活秩序和結構。

優點：

- **實用性強：**通常能夠依據現實狀況做出實際的決策，並有效地管理治療過程。
- **責任感強：**願意承擔自己的角色，並且在面對挑戰時表現出堅韌的毅力。
- **組織能力好：**善於安排日常生活和治療計劃，有助於保持一定的生活規律。

缺點：

- **容易感到壓力：**高度的責任感和對細節的重視可能會容易感到過度壓力和焦慮。
- **對改變不適應：**可能難以適應癌症帶來的生活變化和不確定性。

適合的應對策略心理照顧：

- **設立具體可行的實際目標：**設立短期且實際的目標並逐步達成，有助減少焦慮感。以乳癌病友為例，化療結束後，發現自己的身體非常虛弱，無法像以前那樣進行日常活動，因而感到無力和焦慮，此時就可以設立短期的實際目標，逐步恢復活動。例如，首先設定每日步行五分鐘的目標，逐步增加到十分鐘、十五分鐘，在這個慢慢增加時長的過程中，專注於每次的小進步，而不是和過去的體能比較。如此一來，可以有效降低壓力，自然就會比較容易持續下去。

· **支持性談話**：進行定期的心理諮商，讓心理師提供情感支持，幫助自我表達壓力和擔憂。

· **壓力管理技巧**：學習壓力管理技巧，如放鬆練習和時間管理，就能更好地應對壓力。

靈活創新型：INTP、ENTP、INFP、ENFP

主要特徵：具有創新性和靈活性，喜歡探索新想法和可能性，面對癌症時會想尋求新的解決方案和內在意義。

優點：

· **創新思維**：善於尋找和探索新的治療方法和解決方案，能夠靈活應對癌症帶來的挑戰。

· **開放性強**：對於疾病和生活的變化能夠保持開放態度，願意嘗試不同的應對方式。

· **積極心態**：通常具有積極的心態，能夠尋找癌症中的積極面和意義。

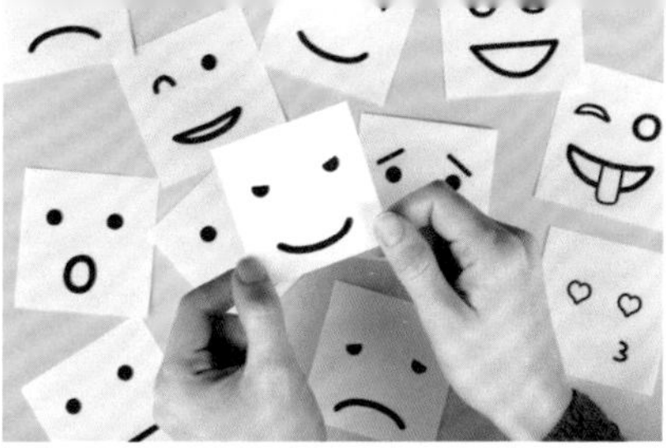

缺點：

・**過度理想化：**有時候可能會對治療過程或預期效果過於理想化，忽視現實困難。

・**容易分心：**靈活的思維有時會導致難以專注於一個方向，可能會影響治療效果。

適合的應對策略：

・**現實檢視：**可練習將創新思維與現實需求結合，設立切實可行的治療和生活目標。

・**探索意義：**邀請自己探索癌症歷程中的內在意義，找到生活中的積極面。以我的實務工作中舉例，許多癌友意識到，雖然癌症帶來了巨大的挑戰，但也給他們重新審視生活優先次序的機會。透過這段罹病的經歷，他們認識到家人的愛與支持是人生中的無價資產，從而更珍惜與家人相處的時光。這種意義感不僅讓他們對未來充滿有希望，也使抗癌過程中更具力量。

・**情感支持：**從親友身上尋求多一些情感支持和建議，與親友分享自己的感受和經歷，並明確告訴親友自己在特定時刻可能需要的支持方式，當遇到情緒波動和各種挑戰時，覺得被理解和支持，減少孤獨感，增強面對困難的勇氣。

支持關懷型：INFJ、ENFJ、ISFP、ESFP

主要特徵：重視他人眼光，注重情感支持和人際關係，面對癌症時較需要情感支持和照顧，關注自身和他人的心理健康。

優點：

- **高度同理心：**對於自己和他人的情感需求非常敏感，能夠提供和接受情感支持。
- **良好的支持系統：**你們通常擁有穩定的社交支持網絡。
- **積極應對：**面對困難時能夠保持積極的心態，善於尋找生活中的小確幸。

缺點：

- **情感過度投入：**可能會過於投入他人的需求或過於重視他人的眼光，而忽視了自身的需求和健康。
- **容易感到疲憊：**長時間的情感支持可能會使自己感到精疲力竭，他人的關心反而變相成為壓力，需要提醒自己要做一些跟自我照顧有關的事。

適合的應對策略：

- **情感表達：**不論好的壞的，真實的表達情感，並尋求適當的情感支持，避免情感壓抑。
- **自我照顧：**重新制定自我照顧計劃，並非總是要與他人綁在一起，也可以有屬於自己的時間和空間，確保有足夠的時間進行自我放鬆和充電。
- **支持網絡：**維護並強化社交支持系統，區分助力和阻力，並設定良好的界線。舉例來說，當身邊的人給予關心和建議時，學會分辨哪些支持是真正對自己有幫助的，哪些則會加劇焦慮，主動選擇接收那些能帶來力量和鼓勵的支持；對於讓你更消極的對象，則設立清晰的界線，減少不必要的接觸。

理性分析型：INTJ、ENTJ、ISTP、ESTP

主要特徵：重視分析和策略，喜歡解決問題並制定計劃，面對癌症時著重於制定治療計劃和應對策略，傾向問題解決類型。

優點：

- **問題解決能力強**：善於分析問題並制定解決方案，能夠有效應對癌症治療過程中的挑戰。
- **策略性強**：能夠制定清晰的治療計劃和應對策略，確保能夠按計劃進行。
- **冷靜理性**：面對困難時能夠保持冷靜，避免情緒影響決策。

缺點：

- **可能忽略情感需求**：過於專注於理性和策略，可能忽略了自身和他人的情感需求。
- **與他人溝通困難**：在與他人溝通時可能顯得過於冷漠，影響情感連結。

適合的應對策略：

- **情感表達練習**：學會更好地表達情感，嘗試「我感覺……」而非「我認為……」或「你應該……」作為表達的開頭，並與他人建立更緊密的情感連結。

．**平衡策略與情感**：在制定策略時，考慮情感因素，避免過度依賴理性思維。例如，他們可能傾向於制定嚴格的生活計劃來適應治療過程，堅持每天遵守固定的時間表。雖然這有助於保持規律，但過度遵守計劃可能會忽略自己的情感需求。當感到疲憊或心情低落時，最好還是允許自己有彈性的時間表，根據當下的情感需求做出適當調整，給自己安排更多的休息時間，或與朋友家人一起渡過放鬆的時光。

．**尋求專業服務**：因為太想控制自己呈現一個穩定或「好」的狀態，往往會忽略彈性調整的需求。這時候，尋求專業服務可以幫助自己探索壓力的根源，例如通過心理諮商瞭解自己試圖隱藏的恐懼，並討論應對焦慮的策略，進而更好地調整心態。

認識自己面對疾病的反應，是心理復原的重要部分

需要提醒的是，MBTI並不是絕對準確的測試，它更像是一種自我覺察的工具，幫助人們瞭解自己的性格特徵和行為傾向。雖然很多人發現MBTI的類型描述能與自己的特質相符，但每個人都是獨特的個體，測試結果可能不完全反映個人的真實感受和表現。

因此，若發現MBTI測試結果與自身不吻合，心理師或心理學專家會建議使用其他方法來提升自我覺察，例如觀察記錄自己的想法、行為和感受，或透過繪畫、寫作等藝術創作來展露隱藏的情感。

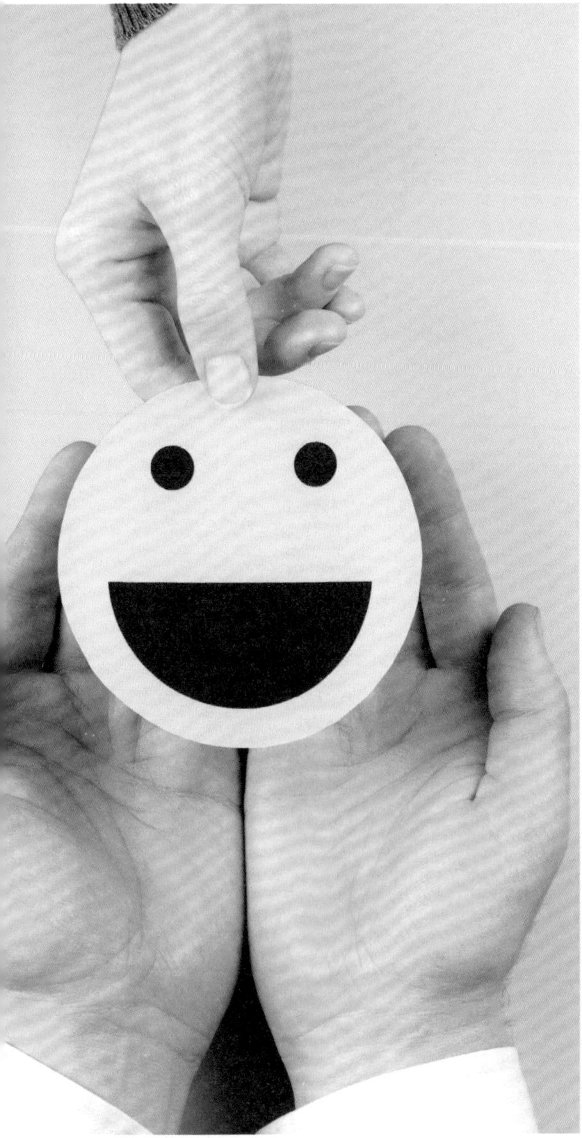

不管使用哪種方式，最重要的目的是要幫助大家理解自己在決策過程中的偏好，有助於選擇更適合自己的療癒方式。瞭解自我，並且尊重自己在面對疾病時的反應，更是心理復原的重要部分。當我們意識到每個人的反應方式皆獨一無二，並接受這些反應都是正常的情緒表現時，才能真正開始進行心理調適。

癌症的治療不僅僅是醫療技術的挑戰，同樣也需要心理和情感層面的支持，這種心靈的支持有助於我們在最困難的時刻保持穩定與力量。

02

放鬆減壓

生命裡的自我照顧，成爲一棵愛自己的樹

撰文／台灣心理腫瘤醫學學會秘書長、諮商心理師暨瑜伽引導師　江珈瑋

編輯整理／李佳欣

生命裡的自我照顧，是每個人一輩子的重要議題，也是需要慢慢學習的。試試這些練習，成為自己生命最溫柔的園丁。

如果把我們的生命比喻為一棵樹，「成為一棵愛自己的樹」或許是一個生活的方向。如同每株植物各有其特性，我們也需要花時間好好瞭解自己適合且需要的滋養方式，好好照料自己。

面對壓力時，要如何回應惡劣的天氣？我們並非毫無選擇地面對困境，在這日月星辰之間，我們可以學習接納痛苦、照料自己，以面臨生命中的難題。

在面對癌症的路途中，不論哪個階段、不論是否曾尋求過諮商的協助，每個人都可以嘗試一些自我照顧的方式。自我照顧是每個人在生活中都要做的練習，以下提供幾種方法，當你感覺到身心攪擾、喘不過氣來或有沉重的挫折感時，可以嘗試做做看，並讓這些方式變成一種自然而然的習慣，或許能為你帶來平靜與安穩的力量。

安撫身心的友善瑜伽練習

如果你目前呼吸是順暢而不費力，覺得心不平靜，或是感到痛苦時，可以藉由瑜伽呼吸法學習安撫自己的能力。

步驟一

首先，尋找一個舒適且安全的空間，坐在椅子上，保持脊椎挺直，肩膀向下放鬆，學習用瑜伽練習中的「等比例呼吸法」。

以等比例的方式在心中計數，進行吸氣時數「1、2、3、4」，接著吐氣時，數「4、3、2、1」。在整個過程中，建議使用鼻子進行吸氣、吐氣。在呼吸的同時，可以想像自己是一棵樹，讓自己感受到呼吸所帶來的滋養。

步驟二

接下來，根據身體的感受自由、舒服地伸展。

可以找到自己能穩穩站立或坐在地面上的感覺，讓四肢自由伸展，也可以選擇抬抬腿、伸幾回合的懶腰，保持著自己「正在呼吸」的意念。

在這個練習過程中，並不一定要有正式的瑜伽體位法，重點是享受與自己相處的時光。

步驟三

最後，透過「大休息式」（Savasana）讓自己徹底放鬆、平靜。

躺平，讓身體的重量躺在地板上（也可以是瑜伽墊或床上），像顆五角星星般伸展。接著，試著感受自己的身體跟地板（或墊子、床）之間的接觸，放鬆地把身體重量交給地面（或墊子、床），並保持之前的呼吸，專注於呼吸與身體的掃描。

當發現呼吸變得深長而平穩時，就代表身體已經逐漸放鬆。也可以感受一下自己的肌肉是否緊繃、心緒是否能專注在呼吸上。

其實身體是有感受的，每個人對放鬆的感受會有些細微差異。有人真正放鬆時，會進入想睡的狀態；有人則感覺到內在的寧靜和舒坦。

透過多次嘗試，慢慢找到適合自己的放鬆狀態。

步驟四

我常認為，人需要好好心疼自己，才能真正實現內在的療癒。如果可以的話，在練習的最後，邀請你試試看雙手擁抱自己，將手交叉放在肩膀上緣，給自己一個深深的擁抱，告訴自己：「你已經夠好了，你辛苦了。」

◎小叮嚀：

罹癌後，常面臨許多限制，會使人備受壓抑、困窘或挫敗。好比配合醫院的治療計劃可能影響工作；化療的副作用可能導致嘔吐、感到非常疲憊，甚至無法入眠。此外，以往喜歡的生食、炸物、酸辣等刺激性料理，也可能需要有所節制。

這個練習中的「大休息式」，意謂我們最終生命將回歸大地，找到自己的放鬆與平靜。當我們在呼吸中活著的時候，其實就是在接納自己當下的生命狀態，以及罹癌後的各種限制。這個練習任何時候都可以進行，頻率可由自己決定，只要是自己覺得安全、私密且能夠專注的空間即可。

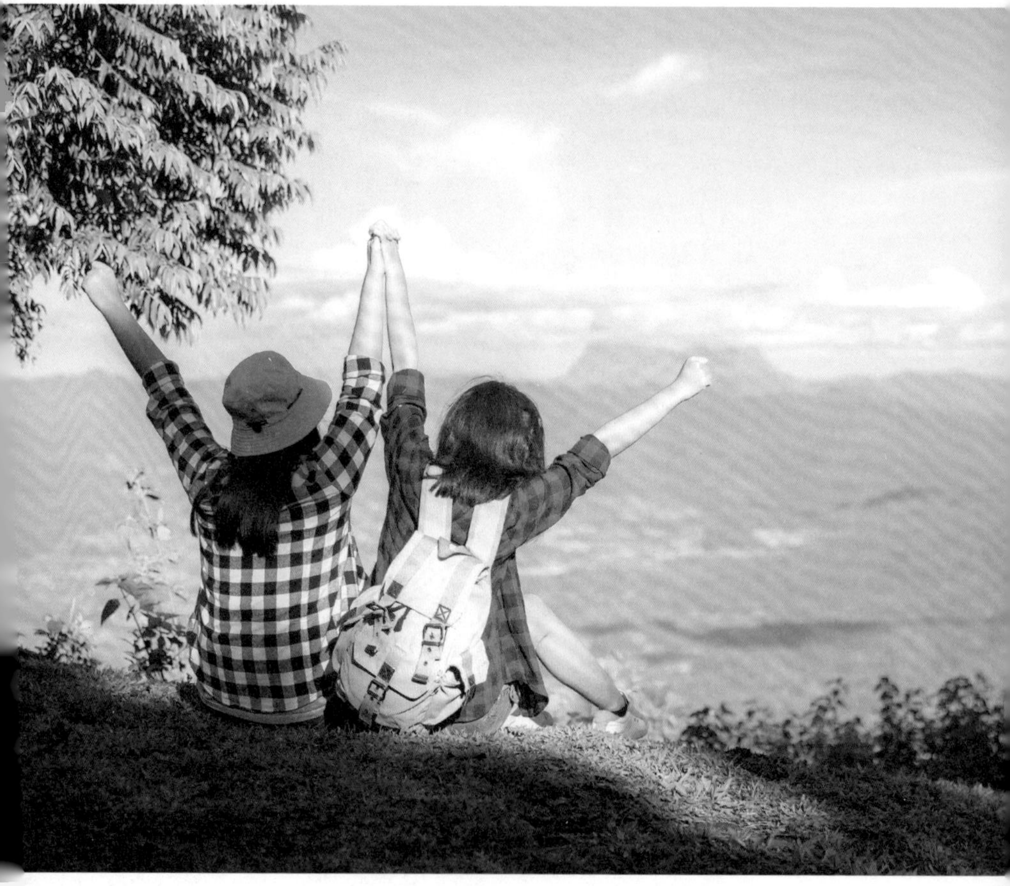

◎練習時的注意事項：

1、在這個過程中，需要觀察自己的呼吸、身體的緊繃感，或是不適之處，並將這些感受記錄下來。重要的是向內覺察，將注意力、感覺放在自己身體上。瑜伽與心理學的研究發現，當「內感受」的能力提升時，能有效減少壓力、憂鬱與焦慮的情緒。

2、進行任何瑜伽呼吸或脊椎伸展時，需注意自己身體的限制，確認安全、不過度拉伸。

藝術靜心的自我照顧

步驟一

準備一些簡單的材料，十色以上的色鉛筆或粉蠟筆、一張白紙（紙的大小不限），或是一本筆記本。

步驟二

在白紙上畫出目前的自己，是什麼樣的一棵樹。這個過程完全沒有任何限制，找一個安全的空間或時光自由表達。在這過程中不需要追求完美或他人的認同，而是盡情展現自己的感受。

步驟三

完成作品後，你可以觀察這棵樹的姿態，像是根葉的樣貌，或樹與環境的關係，詢問內在的自己：「這棵樹現在還好嗎？」、「這棵樹可能需要什麼養分？」可以將這些感受畫下來或與自己進行對話。

步驟四

好好保存創作，可選擇當作自己的秘密或與信任的人分享。

覺察練習，成爲一棵愛自己的樹

「能夠不傷害、好好照顧自己」是相當重要的一件事情。如果你正處於困境，請先覺察生活中是否有下列的事情傷害到自己：用負向的語言及情緒責備自己、急於做出衝動決定、透過過度飲酒、不規律生活的方式來對待自己的身心。

就像一棵樹需要細心照料一樣，我們的生命也需要在嚴峻的環境中學會照顧自己。雖然這並不容易，但給自己一些空間和時間，找到適合自己的身心調節方式，最終會成為一棵愛自己的樹。

其實每個人的生命裡，我們終將成為自己的樹，為自己好好活著。在生命的限制中，細心照料身心的需要，讓心靈平靜，是我們每個人的共同任務。

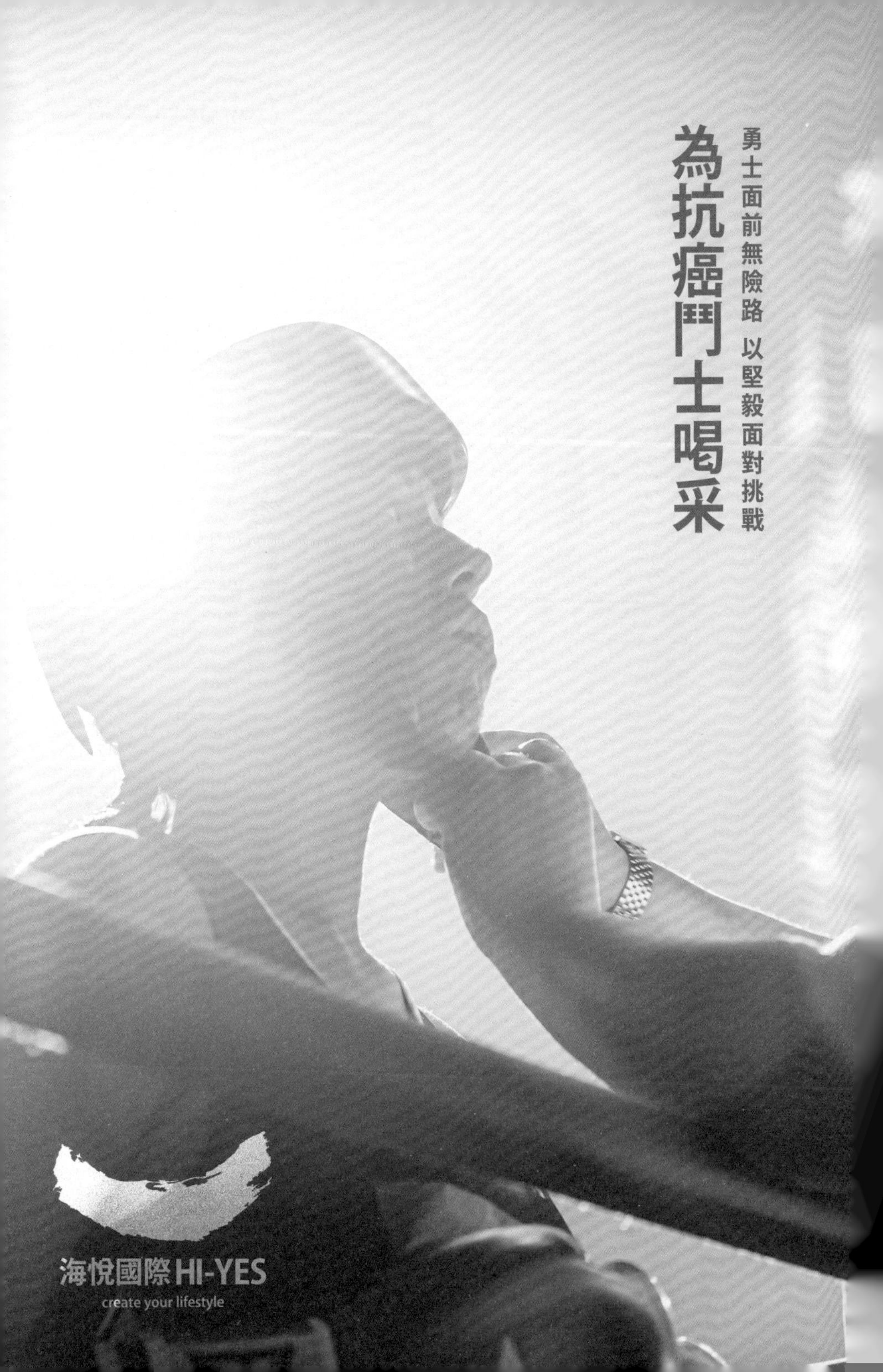
勇士面前無險路 以堅毅面對挑戰
為抗癌鬥士喝采
海悅國際HI-YES
create your lifestyle

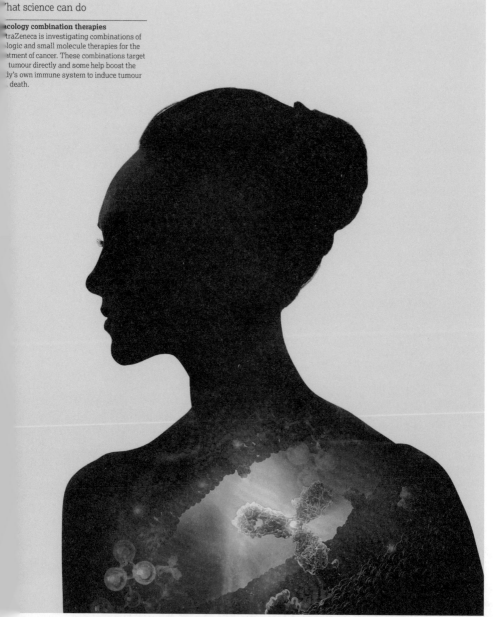

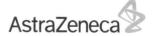

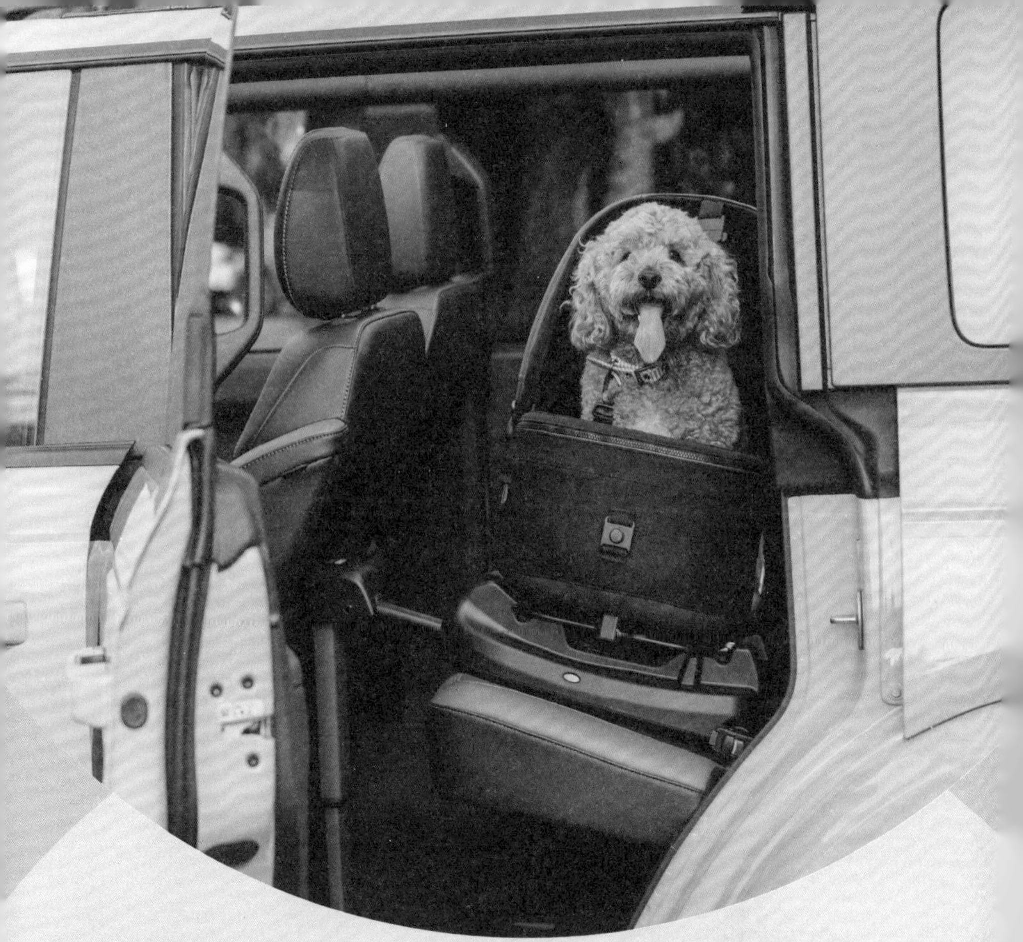

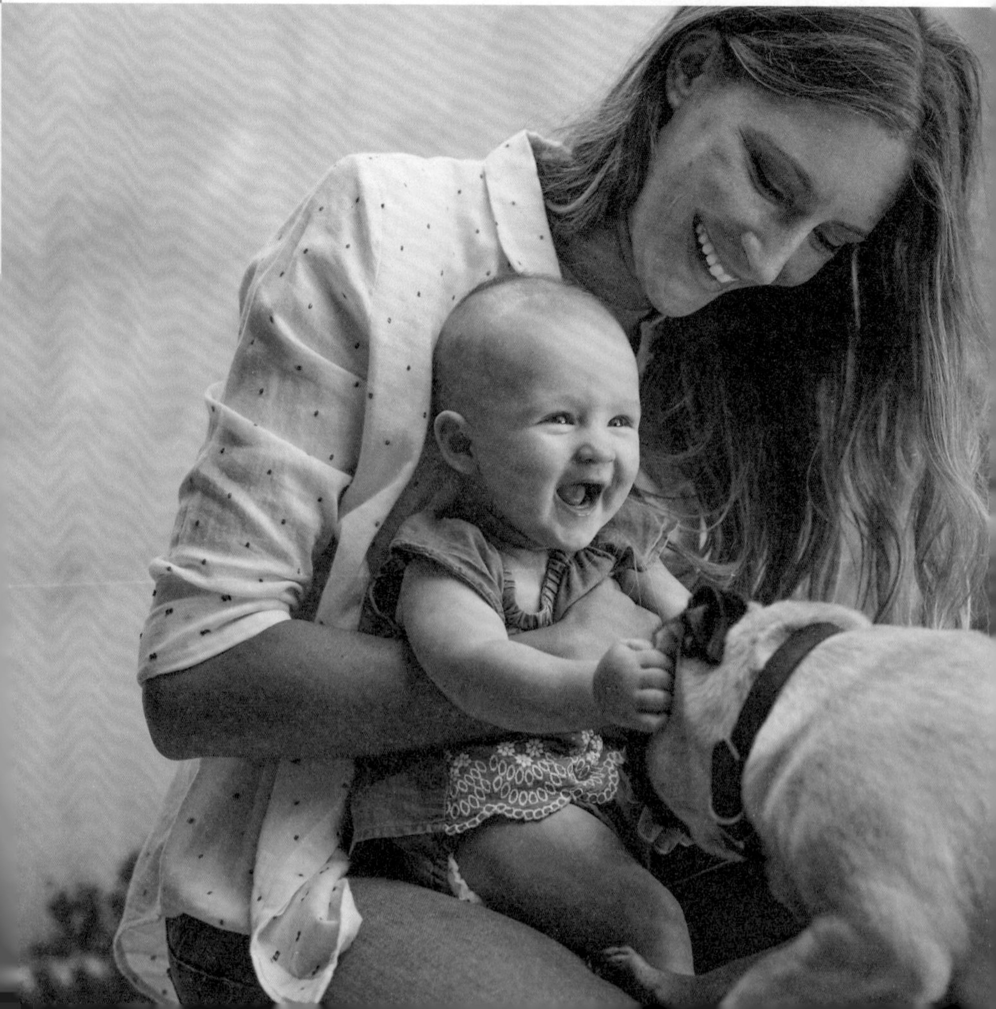

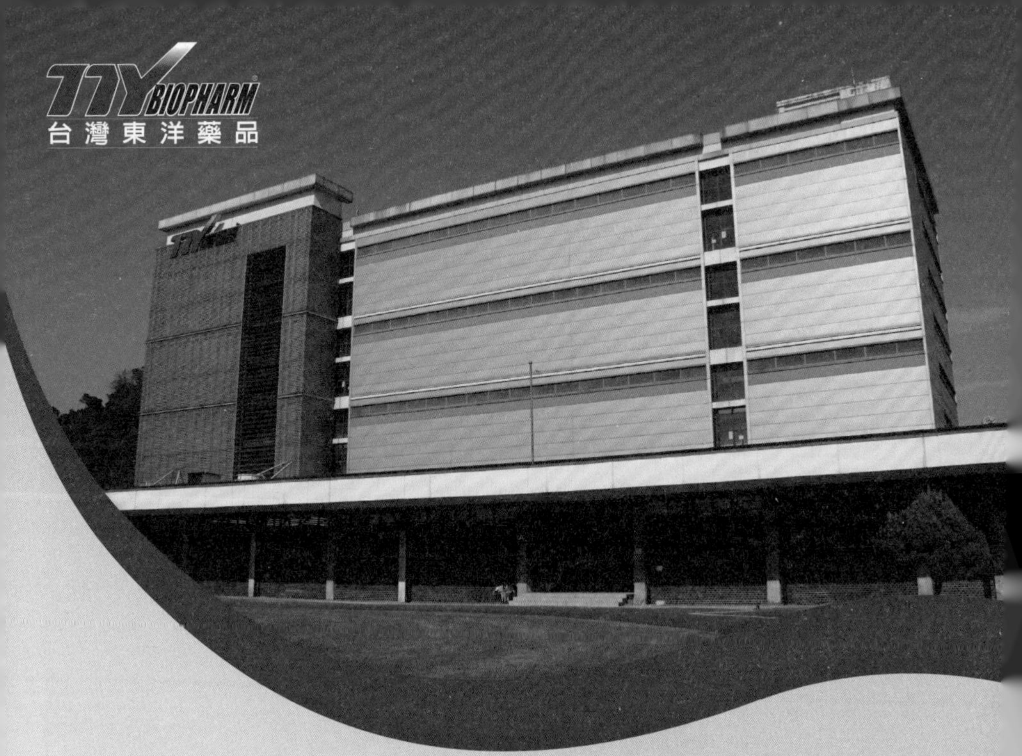

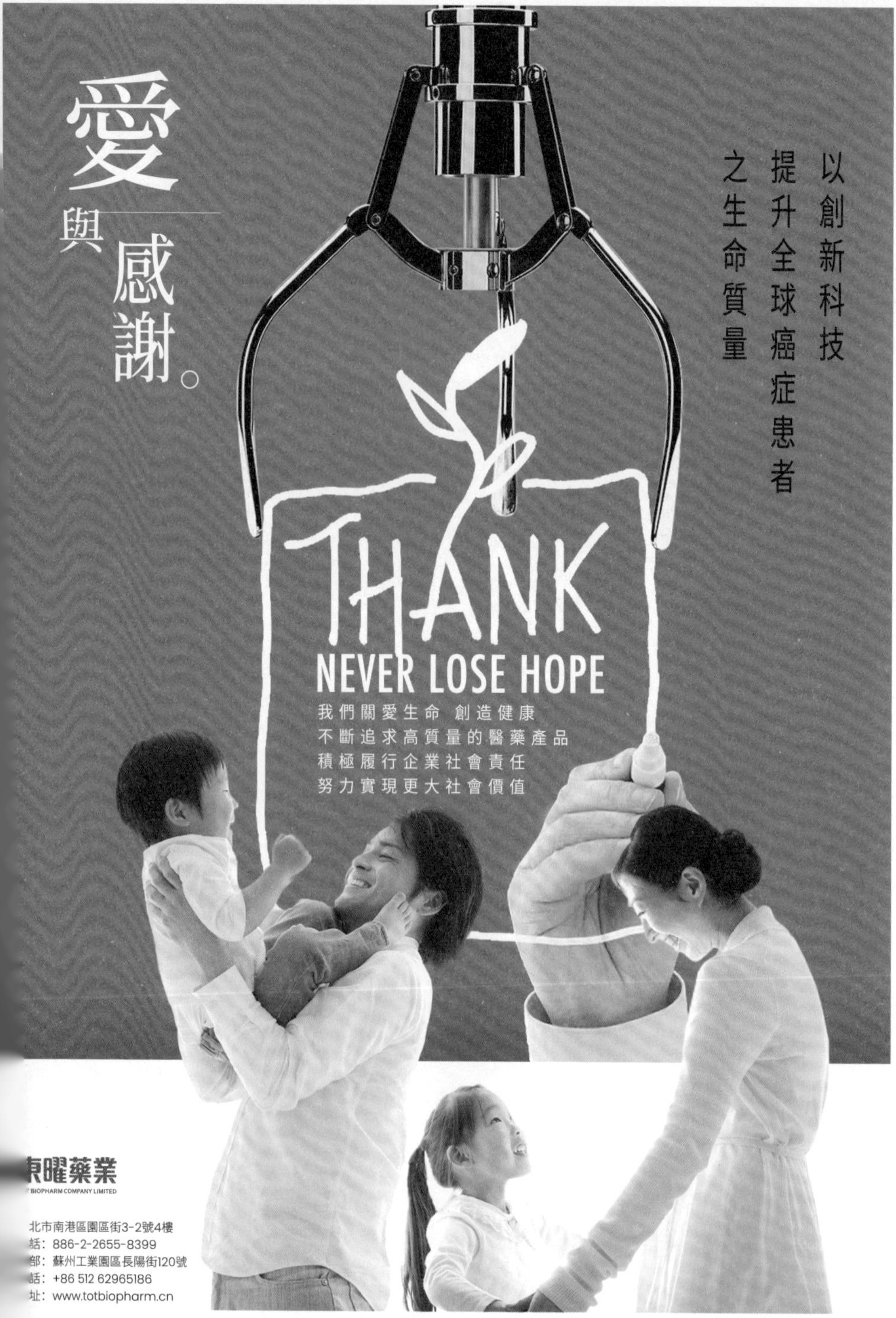
愛
與
感謝。
以創新科技
提升全球癌症患者
之生命質量
THANK
NEVER LOSE HOPE
我們關愛生命 創造健康
不斷追求高質量的醫藥產品
積極履行企業社會責任
努力實現更大社會價值
曜藥業
BIOPHARM COMPANY LIMITED
北市南港區園區街3-2號4樓
話：886-2-2655-8399
部：蘇州工業園區長陽街120號
話：+86 512 62965186
址：www.totbiopharm.cn

國家圖書館出版品預行編目資料

找到風雨中的寧靜 / 財團法人台灣癌症基金會編著 . -- 第一版 .-- 臺北市 : 博思智庫股份有限公司，2024.12 面 ; 公分

ISBN 978-626-98563-7-4(平裝)

1.CST: 癌症 2.CST: 病人 3.CST: 健康照護 4.CST: 通俗作品

417.8　　113016300

GOAL 44

找到風雨中的寧靜

發行單位　財團法人台灣癌症基金會
總召集人　彭汪嘉康
總 編 輯　蔡麗娟
專案企劃　馬吟津｜劉軒丞
專家協力　方俊凱｜方嘉琦｜江珈瑋｜蔡惠芳
文字協力　李佳欣｜劉曉彤｜張維宏
文字校對　汪居安｜湯昀潔

編　　著　財團法人台灣癌症基金會
主　　編　吳翔逸
執行編輯　陳映羽
專案編輯　千　樊
美術主任　蔡雅芬
媒體總監　黃怡凡

發 行 人　黃輝煌
社　　長　蕭艷秋
財務顧問　蕭聰傑
出 版 者　博思智庫股份有限公司
　　　　　財團法人台灣癌症基金會
地　　址　104 台北市中山區松江路 206 號 14 樓之 4
　　　　　105 台北市松山區南京東路五段 16 號 5 樓之 2
電　　話　（02）25623277｜（02）87879907
傳　　真　（02）25632892｜（02）87879222

總 代 理　聯合發行股份有限公司
電　　話　（02）29178022
傳　　真　（02）29156275
印　　製　永光彩色印刷股份有限公司

第一版第一刷　西元 2024 年 12 月

定價 280 元　ISBN 978-626-98563-7-4　
◎本書部分經費由勞動部、教育部、衛生福利部國民健康署補助

博思智庫股份有限公司

博思智庫粉絲團　Facebook.com/broadthinktank